と一緒に遠くまで旅する本]

恋する塵

リハビリテーション未来圏への旅

宮本省三

協同医書出版社

諸君は諸君の未来圏から吹いてくる
この颯爽たる風を感じないか
それは一つの送られた光線であり、
決せられた南の風である

宮澤賢治

［はじめに］

波に浮かぶ泡、水面に反射する陽光

エッセイを書くという行為は、水面に小石を投げ込むことに似ている。

水面は青い空を映し出しており、穏やかな陽光を浴びて静止しているのだから、その風景を岸辺に座ってただ黙って眺めていればよいのだが、なぜかその水面の静けさや沈黙に小石を投げ込んでみたくなる。

そうした行為は、どこかで小さな水しぶきが立ち上がり、ゆっくりと波紋が広がってゆくことを期待しているのかも知れない。誰かの心の中に、ちょっとした泡のような感情（エモーション）を喚起させたいのである。

それがどのように波立つかは計算できないし、もっと大きな石であれば論理が明確になるかも知れないが、エッセイではそれができない。ただ、投げ込まれた小石は、水面の奥深く沈んでゆくのみである。

哲学者のジョン・サール（John Searle, 1932—）は、人間の意識を「波に浮かぶ泡、水面に反射する陽光」と定義している。

本書は、リハビリテーション医療の世界の空気を変えたいと思う、きわめて個人的な意識の反映である。

そして、この意識の中に込められた現状への憂鬱と未来への情熱の共有こそが、読者に伝えたい小石の理由である。

［はじめに］ 波に浮かぶ泡、水面に反射する陽光

恋する塵

リハビリテーション未来圏への旅

ここは君のいる場所ではない

人生には、もう一人の自分が語りかけてくる一瞬がある。しかしながら、自己をメタ認知するもう一人の自己が、いつも自己に対して語りかけて来るわけではない。日常生活において自己は一人で十分であり、もう一人の自己は別に必要ないからである。

つまり、どのような体験で語りかけて来るかは決まっていない。また、単に耳を澄ませば聞こえてくるようなものでもない。何かを体験している最中にもう一人の自己の声など聞こえない。

その声は不意に、突然やって来る。そして、その声が聞こえた瞬間、人はもう一人の自己の存在に気づく。そして、その声は自分の声に似ている。似ているというのは、自分の声のように聞こえるからである。だが、その声を発したという自覚はない。どこからともなく、どこか遠くからやって来て、脳の中で呟く。

その声を初めて聞いたのは十九歳の時だった。浪人中で乱れた生活をしていた。未来のことなど何も考えてもいなかった。ただ、金もなく、退屈な日々の中でもがいていた。生きる目的や目標のない日々が続いていた。

ある夜、友人と二人で遅くまで酒を飲み、駅の近くの路上に止めてあった車の中で寝た。朝早く、突然、光のまぶしさで目覚めた。フロントガラスの向こう側を人々が急ぎ足で大勢歩いてゆくのが見えた。その人々の光景は「黄色い世界」だった。向こう側の光景がゴッホが描いたヒマワリのような黄色い世界に見えた。そして、その声が聞こえたのは、その一瞬だった。

その声は、「ここは君のいる場所ではない」と言った。

その直後、隣の友人が起きて、「お前、今日どうする?」と言った。「別に」と僕は答えた。何もすることはなかった。すると友人は、「俺は今日、警察学校の試験を受ける」と言って笑った。僕も笑った。二人で大声で笑った。警察という言葉の響きが、僕らからとても遠く滑稽だったからだ。

もう一度、フロントガラスの向こう側を見ると、相変わらず人々が通勤していたが、もう「黄色い世界」ではなかった。そこには現実の世界が写し出されていた。僕は人々が駅に向かって早足で歩く姿を眺めながら、何となく「現実の世界に帰ろう」と思った。そして、友人と手を振って別れた。

それ以来、その友人とは一度も会っていない。風の便りでは、彼は警察学校の試験に落ちた後、横浜に行って、ブティックの女のヒモになり、外車を乗り回していたらしい。その後のことは知らない。柔道とパチンコの強い男で、いい奴だった。

人生は何で変わるかわからない。面白いのは、もう一人の自分が発した「ここは君のいる場所ではない」という言葉が、ジェイ・マキスナーの「ブライトライツ・ビッグシティ」という小説の冒頭のフレーズとてても似ていたことだ。この小説を何年か後に読んだ時、ページを開いて驚いた。それはこんな風に始まる。


きみはそんな男ではない。

夜明けのこんな時間に、こんな場所にいるような男ではない。

しかし、今きみのいるのは、間違いなくこの場所なのだ。

マキスナーは毎日夜遊びし、ある朝疲れ果ててアパートに帰り、自分の生活に嫌気がさしてタイプライターに打ち込んだのが、この言葉だという。そして、小説「午前六時、いま君のいる場所（ブライト・ライツ、ビッグ・シティ）」が生まれた。

もう一人の自分が「ここは君のいる場所ではない」という言葉を呟いたのは、マキスナーと僕が同じように日々の経験を感じていたからだと思う。

強調したいのは、ある経験に対して「その経験の内にいる自己と、その経験の外にいる自己がいる」ということである。突然、僕に語りかけてきたのは経験の外にいる自己である。そして、このもう一人の自分の声を聞いて、僕は「現実の世界に帰ろう」と思ったのである。

その結果、僕は「ジャズ喫茶」でアルバイトを始めて社会復帰し、翌年に父の勧めで理学療法士の学校を受験することになる。もし、その声に気づかなければ、僕はどんな人生を送っていたのだろうか。そんなパラレル・ワールドを考えても仕方がないが、もう一人の自分の声が、未来へ向かう若者の背中を押したことは事実である。

それから、三十五年の歳月が流れた。僕は理学療法士として人生を歩み続けている。時々、未来へ向かう理学療法学科の学生の背中を押したりもする。だが、その背中を押すのは現実的な知識ばかりだ。学生がもう一人の自分の声を聞かないかぎり、学生は本当の意味では何も変わらない。これは苦悩する患者の場合でも同じだと思う。他者の声は、それほど人間を動かす力をもっていない。もう一人の自分が発する声の方が、もっと人間を動かす力をもっている。そして、それは内省と呼ばれる自己との対話ではない。突然、どこからともなく、どこか遠くからやって来て、脳の中で呟く声だ。いわゆる幻聴のような神の声かも知れない。

誰にも、もう一人の自分が語りかけてくる一瞬があるはずだ。

その声は、君を未来へと誘っている。

奇妙な人間の魂ふたつ

――それはオリッサ姉妹の別れから始まる

一八九五年二月十三日、リュミエール（Lumière）兄弟の手によって発明された映写機は、当初の名称を「キネマトスコープ（kinematoscope）」といい、一八九五年三月二十二日、パリ・レンヌ街四十四番地にあるフランス産業振興協会で、最初のフィルム『リュミエール工場の出口』が上映されている。

そして、七年後（一九〇二年）のある日、一本のドキュメンタリーが撮影された。シャム双生児の分離手術のフィルムである。誰とも知らぬ者の手によって誰かのために記録されたこのフィルムは、今もひっそりと悲しげに存在している。

最近、このフィルムをパリのシネマテークで観た映画評論家の四方田犬彦氏は次のような言葉を残している。「カメラの前には六人の白衣の医師が群がっていた。二人が中央の手術台に置かれた一対の奇形児にせわしげにメスをふるい、残る四人がそれを静かに見守っている、という構図だ。赤ん坊は背中のところで切り取られ、二本の糸でてきぱきと患部を縫合されてゆく。三巻物のフィルムが終わるころ、黒字の短い字幕が入った。〝デウディカはただちに死に、ラディカは後に結核で死んだ〟と。」

十九世紀末、リュミエール兄弟はフィルムによって世界の驚異を一手に創造する夢に燃えていた。

そして、二十世紀初頭、シャム双生児の分離手術の映像が公開されている。見ること、この映像に向けられた視線の欲望とは何だろうか。

「人類の名のもとに、科学の名のもとに、カメラが手術台に視点を定めるとき、そこに立ちこめているのはポルノグラフィックな意志である（四方田犬彦）」。

レスリー・フィードラーによれば、生きているシャム双生児の分離手術の試みは一六九〇年になされ、また、死んだひとりから生きているひとりを切り離す試みの失敗例が十五世紀にあったことが解っているらしい。しかし、「アメリカ医学会報」が分離手術の後、一年以上シャム双生児の両者が生き続けていると報じたのは一九五三年十二月十二日のことであり、その数週間後、「サイエンス・ニュース」に掲載された記事によれば、一九五三年まで分離手術の成功例は四例しかなく、そのうち三例では双子の一方のみが助かり、一例だけ両方とも助かったが、それでも半年しか生きられなかったという。

こうした前例のなかで最も有名なのが「オリッサ姉妹」として知られたデウディカとラディカで、一八九三年に生まれ、四歳の時からヨーロッパの見世物小屋で展示された二人は、九歳の時、外科的に分離され、フィルムに記録されたのである。

デウディカとラディカに関して、これ以上のことは解らない。今、言えることは、「オリッサ姉妹」と呼ばれた奇妙な人間の魂がふたつに別れた時、心身障害をモチーフにした映画の歴史が始まったという事実である。

四方田犬彦：映画はもうすぐ百歳になる：essais cinematographiques、筑摩書房、1986
Leslie Fiedler：FREAKS：Myth and Images of the Secret Self, Simon & Schuster, New York, 1978（伊藤俊治・他訳：フリークス：秘められた自己の神話とイメージ、青土社、1990）

山の焚火のモラルをめぐって

——南の風が吹きぬける時、姉は弟を愛するようになる

空気はあくまでも澄みわたり、あたりに漂う光は牧草の緑に反射し、遥か遠くで家畜が群れている。窓辺にはゼラニウムの鉢植が赤く咲きこぼれ、湖は鏡のように静寂で、青い山々が崇高な気配で空中に壮麗な嶺を連ねている。眼下に見渡せるのは青空に向かって無限に開かれた渓谷であり、それを時に閉ざすのは雲海がつくりだす川の流れである。

文明からは気の遠くなるほど離れた汚れを知らぬ光景。そんな素朴で牧歌的なスイスの山岳地帯に生まれつき音と声を奪われた少年がいる。『山の焚火』は、この聴覚と言語障害によって外界との交流の手段を奪われ、生涯、やましさを知らずに暮らしてゆく少年と姉との愛を綴った映画である。

やましさ、つまりモラル（moral）が言語によってつくられ、社会のモラルが言語に

よって認識されるならば、豊かな言語の欠損はモラルの欠損を反映するのだろうか。だとすれば、聴覚や言語の世界から締め出されることはモラルの欠損を意味する。少年は、この欠損した感覚の代償として、残された感覚器官をいっそう発達させ、徹底した視覚的存在となる。少年にとって世界は光と影、色彩と形、静と動でしかない。

鏡に反射する夏の光を媒体にして姉と弟は交流する。沈黙の時間の中で消費されてゆく光が言語の役割を果たしている。だが、そうした光の会話によって育まれた感性は、二人のモラルを微細に変容させてゆく。弟の聾啞を鬱陶しく思いつつも、一種の母性的感覚で愛していた姉は、徐々にではあるが、原始的な性の息吹とでもいうべき動物的純潔さを全身で感知するようになる。つまり、姉自身の性的渇望を誘惑するのは、弟の純粋な肉体性なのである。そしてまた、弟が姉の裸体を見るときの恐れとおののきも、性的な視線というよりも生の根源への息づかいといった領域に近づいてゆく。

そんな愛の禁忌の、あるいは罪の意識のさらに先にあるものが触れ合い、モラルそのものを超越した瞬間に、南の風が吹きぬけ、山が震え、姉は弟を愛するようになる。そして、秋の一夜、抑圧され続けていた山の焚火は、はぜる音と共に消え、沈黙の世界に涌き起こった二人の性は、両親が最も恐れていた肉体の儀式を終えるのである。

この映画は聾唖という苛酷な障害を背負った少年の素朴さや、およそ通俗的な近親相姦のメロドラマではない。この映画は沈黙を介して互いの存在を確認することで、神話的ともいえる新しいモラルを構築した姉と弟の愛の結晶であり、言語の辺境、その極北で生きる二人の悲劇なのである。

アルプスの頂きを覆う純白の表面には、ときにおびただしい量の砂粒が発見されるが、それはサハラ砂漠の砂塵が風に乗って運ばれてきたものだという。一九八五年のロカルノ映画祭でグランプリを受賞しているこの作品は、心身障害をモチーフにした数多くの映画の中で、最もイノセント（innocent）な輝きを放っている。

蓮見重彦：フレディ・M・ムーラー　インタビュー：山の焚火について、季刊リュミエール(2)、筑摩書房、1985

山の焚火（Höhenfeuer）／フレディ・M・ムーラー監督／1985年／スイス映画／カラー／2時間／配給 ㈱シネセゾン

脳性麻痺児に対するマッサージ治療の古い記録

「やがて、弘子の番がまわってきて治療室へ呼ばれると、いつも弘子の顔色が心細さのせいかサッと変わり、不自由な手で私か妻にしっかりとしがみつく。治療室には白衣を腕まくりした屈強な技手が五、六人と看護婦が三、四人いるきりで、医師もいず、医療器具なぞは一つもなかった。

〝さぁ、患者さんをしっかり押さえてて下さいよ〟、オシメをのぞいて弘子を裸にし堅いベッドの上へ寝かせ、事務的に技手がそう言った。その頃はもう、弘子の左手は腕の根元から指の先まで筋肉の萎縮のせいかまっすぐには伸ばせず、半月状に曲がったままになっていた。その腕を技手が力一杯、身体をのしかけるようにしてのばそうとするのだ。そうされはじめると、相当痛いことにはがまん強いはずの弘子が、火のついたように大声をあげて泣きはじめる。だが、そんなことぐらいには遠慮会釈もなく、折れはしないかと思うほど技手は腕から肘、手首へかけて、全身の重みをかけてぐいっぐいっとマッサージしはじめる。泣き叫ぶ弘子を押えながら、私たちは自分たちの全身が、弘子以上の激痛にさいなまれるかのように、痛んだ。」

城戸禮氏は戦前にかけて大活躍した流行作家であり、生涯に百冊以上の単行本を出版したが、一九六三年（昭和三八年）に一冊だけ戦後に『凪よ、この灯を消さないで』というタイトルのノンフィクションを残している。その本には、痙直型脳性麻痺児となった最愛の娘との二十年にわたる日々が克明に記されている。冒頭の文章は、弘子が三歳の時（昭和二十年）に、東京の、とある整形外科病院で受けたマッサージ治療場面の描写である。また、他の病院での治療場面でも、「激しい痛みのために、苦しみ絶叫する弘子だったが、マッサージの効果は、ほとんど無に等しいといってよかったし、といって、可哀そうとは思いながらもやめるわけにはゆかなかった」とある。

同じ病に苦しむ全国の障害児とその家族に捧げられたこの本を、僕は古本屋の片隅でみつけた。本書に記録された内容が事実であり、それが当時の一般的な治療状況を反映しているとすれば、理学療法の歴史は書き変えられなくてはならない。現在の理学療法は、運動療法のルーツの一部はマッサージ治療であった、と教えられて来た。しかし、戦前戦後の時代に医療機関で行われていたマッサージとは、愛護的なマッサージではなく、関節可動域訓練としての、筋に対する暴力的な過伸張（オーバーストレッチ）であった可能性がきわめて高い。この歴史的事実は、リハビリテーション医療の発展とともに消し去られているが、機能回復を信じて運動麻痺と闘った患者の肉体と家族の脳裡には、悲壮な激痛を伴う治療体験として記憶されているのである。そのことを、リハビリテーションに携わる医師やセラピストは医学的にも心情的にも再認識しておく必要がある。

城戸禮：風よ、この灯を消さないで―小児マヒの娘と共に20年、その愛の記録。初版、集英社、1963

幼児虐待と運動療法

ある幼児虐待のニュースについて触れておきたい。それはテレビで流れた一瞬の話しなので詳細は不明だが、内容の概略は次のようなものであった。

愛知県のどこかの町で、五歳位の男の子が若い父親の虐待を受けて死亡した。その子は父親になつかなかったようである。というのは、母親は再婚で、その子は連れ子だった。死亡原因は衰弱した状態に暴力が加えられての頭部外傷が原因のようだが、問題はなぜ子どもが衰弱していたかである。もちろん十分な食事は与えていなかった。そして、その子には、毎夜、二千回という「立ち上がり動作」の反覆が父親の命令で強要されていたという。だから、衰弱していたのだという。ニュースはそれで終わった。

一般の人々なら、ここから想像力を働かせて、この悲惨な結末を生んだ原因を推察し、犠牲となった子どもの無念さに涙するだろう。

もちろん僕も無性にくやしい。そして、それ以来、そのシーンが脳裡に時々浮ぶ。夜、家で立ち上がり動作を延々と続けている子どもの姿である。父親は寝ころがってテレビを見ている。母親もソファに坐ってお菓子でも食べながら一緒にテレビを見て笑ったりしているのかも知れない。部屋の片隅に立ち、膝の屈伸を続ける子どもは声は出さなかったのであろうか。疲れて登攀性起立をしているのだろうかと思う。五歳では逃げ出すことも知らなかったのだろう。

僕が言いたいのは、次の点である。「立ち上がり動作」は、リハビリテーションの臨床では「立ち上がり訓練」と呼ばれる重要な運動療法手段のひとつである。それはセラピストの指示によって患者が遂行しなければならない動作である。そこには、それを「強要」されるという共通点がある。虐待になるかならないかは単に「回数」の問題に過ぎない。

いったい、これは何を意味しているのだろうか。こんな若い父親でもできる「立ち上がり動作」の強要を、その回数が違うだけで「運動療法」と呼ぶ、このリハビリテーション技術とは何なのか。

セラピストは、この若い父親でもさせることができる「立ち上がり動作」を「運動療法」と認めてはならない。臨床の場で、平行棒の中で、単に患者を立ち上がらせるのであれば、この若い父親でもできる。運動療法とは、そんなものでは決してない。

受難（Passion）

神保町の古本屋で見つけた『小児マヒ（川喜田愛郎著、岩波新書、1961）』には、「肋木でマヒした脚を訓練する」と記された写真が掲載されている。子どもの顔は後姿なので見えないが小学低学年の男の子であろう。おそらく千葉大学医学部付属病院のリハビリテーション訓練室で医師である著者が撮った写真と思われる。

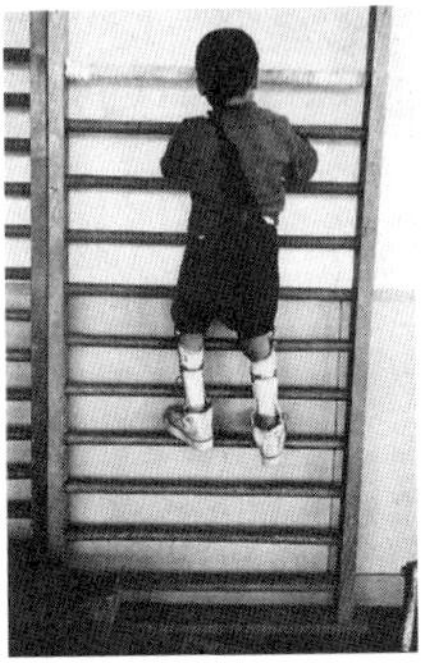

図　肋木でマヒした脚を訓練する

当時（昭和三十年代）、ポリオが大流行して世間を騒がせていた。ポリオは発熱後に突然発症するウィルス性疾患で、多くの子どもたちが脊髄の運動細胞を侵されて手足の運動麻痺を来たしていた。写真の男の子も両側の下腿筋が麻痺していることが下肢装具を装着していることでわかる。リハビリテーション治療の重要性を世間の人々に知らせるために、本の冒頭にこの写真が掲載されている。一九六一年といえば、まだ我が国に理学療法士や作業療法士は誕生していないが、著者はポリオという病気とその撲滅への取り組みを紹介した後に、当時のリハビリテーション治療（運動療法）の方法を説明している。

そうした当時の運動療法によって、この男の子の運動麻痺がどのような回復を示したかはわからないが、おそらく五十年後の現在でも麻痺した両脚と共に人生を歩んでいるだろう。肋木は人生の階段であり、手足の関節を動かし、残された筋力を使って困難に打ち勝つ努力を強いることの比喩のように見える。一生懸命頑張って上に登りつづけることだけが、回復への唯一の道だと教えられているかのようでもある。だが、これを人間機械論に基づく運動療法だと批判するつもりはない。当時は、それが訓練という名の最先端の運動療法だった。問題は、今も本質的には同じ運動療法が行われていることにあるのだ。

リハビリテーション専門家（医師・セラピスト）にとって興味深いのは、著者の運動療法についての考察である。次のごとく説明している。


マヒしたいくつかの筋肉間の不つり合いによる拘縮（固まり）変形を防ぐことと、使わずにいる関節の強直に注意すること。たとえば、下腿では一般に向う脛の前脛骨筋（足背屈筋）の方がふくらはぎの腓腹筋（足底屈筋）よりマヒが高度におこりやすく、そのために足関節で筋力のつり合いがとれず爪先が垂れる、医学的にいう尖足になりやすい。これを防ぐには掛蒲団の重みが直接足先にかからぬように、離被架（りひか）を入れたり、副木（ふくぼく）をあてて足首を直角にする。

また、ベッド上に板を立てて、足でこれを踏むようにしておくと、蒲団の重みを防ぐばかりでなく、踏むことによって足の裏から刺激がかつて立っていた頃の感覚を呼び起こして、後の訓練に役立つ。立っていた頃の感覚を取り戻すことは、つまらぬことのようで大変大切なことである。同じ意味で、ベッドの上に起きられるようになったら、ベッドからただダラリと脚を垂らすのではなく、下に箱でもおいて足がピッタリ着くようにし、つとめて箱を踏みつけた方がよい。

前半の筋肉の麻痺に由来する関節拘縮を予防すべきというのは一般的な考え方だが、後半の足底感覚や立位感覚を呼び起こすという考え方は素晴らしい。著者は「つまらぬことのようで大変大切なこと」と控えめに記しているが、これこそが最も重要なことである。しかし、残念ながら五十年後の今も、それは「つまらぬこと」だとリハビリテーション専門家は思っている。

さらに、ここで提起しておきたいのは、この写真を見てリハビリテーション専門家が人間の『受難（Passion）』を直観的に感じることへの危惧である。男の子がポリオを発症してしまったことは本人の責任ではない。したがって、生きる人間の運命を安易に受難と捉える視線は否定されるべきだろう。もちろんポリオ撲滅に医師としての生涯をかけた著者は、その視線を超越して世間の人々に男の子の受難を受け止めるヒューマニティを求めている。この写真が人間の受難を感じさせるのは著者に意図があるからだ。だが、我々リハビリテーション専門家はもっと別の受難を感じ取る必要があるのではないか。

我々リハビリテーション専門家が、この写真から学ぶべきは男の子の受難についてではない。我々は著者が意図して残したこの一枚の写真から、リハビリテーション治療（理学療法・作業療法）のあり方を論議すべきである。

一枚の写真が我々の思考に真摯に問いかけている。それは写真を直視して自分自身の思考を見つめることを要求している。そうして我々は、我々が患者のためになると信じて適用している運動療法が五十年間変化していないことに気づく時、リハビリテーションの歴史がまさに受難と出会っている事実を知るに至るのである。つまり、この写真は男の子の受難ではなく、我々自身の受難を写し出しているのだ。

心には感じるという特性がある。もし、我々の心が、この悲しみを感じ取れなければ、決して次の時代に進むことはできないだろう。

昼下がりの光景

ある光景が脳裡に浮かんで離れない。実際に見たわけではないのに目に焼きついて離れない。

昼下がりの室内プール。市営の温水プール。おばあちゃんと小さな男の子がいる。男の子は両足が麻痺して一人で歩くことができない。水着姿のおばあちゃんは脱衣場から男の子を背負ってプールサイドまでやってくる。足を滑らさないように気をつけて、ゆっくりと、ゆっくりと、歩いてくる。二人はプールに一緒に入る。そして、おばあちゃんは男の子の両手を取って泳がせる。二人は溺れないようにしっかりと両手を握り合っている。けれど両足は動かない。それで泳げるわけがない。男の子はそれでも喜んでいるように見える。遊んでいるようにも見えるし、何か練習しているようにも見える。回りの大人たちは、遠くから横目で、近くからは笑顔で、二人を眺めている。二人は、いつも二人で、プールの片隅で水と戯れているように見える。僕には、この光景が見える。この光景が脳裡に浮かんで離れない。

僕の母と妻は、時々、健康のためと市営プールに行っている。そして、母は「おばあちゃんが男の子を背負っている姿を見ると何とも言えない」と言う。今年七十歳になる母が、このプールの光景を何度も何度も目撃し、「おばあちゃんの心を想うと胸が痛む」と僕に言う。平日の昼下がりのプールに他の子どもたちの姿はない。幼稚園には行っていないのだろうか？　きっと両親は仕事に行っているのだろう。昼間はおばあちゃんが男の子を預かっているのだ。愛する孫だから、少しでも身体のプラスになればいいと、泳ぎに来ているのだ。母は「自分の孫は勉強できなくても身体が健康であればいい」と言う。そして、妻が「あなたは理学療法士でしょう、あの子の両足を何とかリハビリできないのか？」と付け加えた。

僕には、もう一つの光景が見える。何年にもわたって、男の子に対して行われてきたリハビリテーション治療の光景が見える。小児施設の理学療法室。運動療法という名のもとに、マットの上でセラピストが男の子の麻痺した両足を曲げたり伸ばしたりしている。寝返りや起き上がりや坐る練習をさせている。下肢装具を付けて平行棒で立つ練習をしている。一生懸命歩こうとしているが、歩けない。作業療法室で上肢を使って日常生活動作訓練を受けている。食事や更衣の練習をしている。何か絵を描いている。うまく描けない。ボールプールの中で泳いだりしている。一日の変化はない。

小児施設で何年にもわたって繰り返された、リハビリテーション治療と呼ばれる、男の子への理学療法や作業療法が僕には見える。僕には、この光景が見える。この光景が目に焼きついて離れない。

リハビリよ、あなたはこの子に何ができたのか？　リハビリテーション治療という名のもとに何ができたのか？　あなたはきっと最善を尽くしたと言うだろうが、その最善とは何だ！　この子が「身体によって世界に意味を与える」ことを学習するようなリハビリが構築されるまで、僕はこの光景を忘れない。今からでも遅くない、今も外来でこの子どもを治療しているであろうセラピストよ、目覚めよ！　無意味なリハビリテーション思想というものが存在するということを知らなければならない。リハビリテーション治療の軽さを知らなければならない。

今の、セラピストでは、この昼下がりの光景を直視できない。

水俣病は埋立てられる時代なのか

　とろりとした不知火海の海面、その奥に打瀬船の白帆が見える。とりいれまえの甘夏みかん。ハゼの木に吊るされた寒漬け大根。そんな四季の彩りから生まれる風物詩とは裏腹に、硫黄状の廃液が流れる埋立地と雪にけむる工場のエントツが姿を現す。かつて、この工場の百間排水口から有機水銀は流された。被害者は数万人に及び、自然も人も病んだという。「水俣病―その三十年―」は、その痛みを追い続けるドキュメントである。

　一九六九年六月十四日、深い悲しみと激しい怒りを込めて水俣病第一次訴訟は起こされた。いわゆる四大公害裁判（新潟水俣病、四日市喘息、富山イタイイタイ病、熊本水俣病）のひとつである。しかし、その裁判の足跡は、耐えがたい受難に洗われ続けている。環境庁や県行政、チッソの責任問題、慰謝料における生活年金や医療費、認定審査における患者のふるいわけやニセ患者発言、人々の偏見や無関心、患者団体の分裂と対立、長期化する判決。そして、苛酷な身体障害と治療の限界。こうしたさまざまな社会的・医学的困惑が渦巻くなかで、今も、水俣病裁判は続けられている。

「死ぬまで待てというのか」救済を待ち望みながら死んでいった数百人の犠牲者たち。みすぼらしい土葬の墓に眠る老婆の末期を語る夫の姿。夫は伏せた姿勢で肘をつき、「これくらい起きとるのが最後じゃったですもんね」とすすりあげて泣く。「両親、親が欲しい子供だけ、わかるかこれが、親がほしい、子供にまた親、その親、子供、年寄りもいった年寄りも、我身だけじゃなかったぞ！　ようわかったか、わかるかおるが心、おるが心わかるか」と自分の親と子の位牌をかざしてチッソの責任者に迫る老女の悲壮な叫び。娘ざかりにさしかかった少女を背負う母親の微笑。胎児性水俣病申請者である少女の折れ曲がった指には赤いマニキュアがぬられている。カメラをみつめて「人間が、遠くなりましたですなあ」とつぶやく患者の言葉には、水俣病が人間の身体のみでなく精神まで深く切り刻んでいった事実が秘められている。

水俣病は国家の歴史にとってほんのエピソードにしか過ぎない。しかし、まぎれもなく戦後の高度成長が生み出した矛盾の噴出点に居合わせて犠牲にされた民衆の姿が、このフィルムには定着している。また、この映画の根底には、社会変革運動の一翼を担うという意味でのイデオロギーではなく、事実をありのままに記録することが、人間存在の深淵に立ち向かうドキュメンタリーの価値であるとする強固な意志が流れている。

一人の映像作家が、想像を絶する苦難を乗り越え、三十年の歳月を四十三分に編集し、社会の矛盾を映像の力によって伝えようとしたこの映画は、一般劇場で公開されることもなく、各地のシネマ・クラブと呼ばれる自主上映会で細々と上映されているに過ぎない。今、水俣病は埋立てられる時代なのであろうか。

近代文明は「本質的な人間尊厳の深み」に、まだ、到達していないのである。

青林舎：ブックレット「水俣病―その30年―」、1987
朝日新聞書評：鈴木志郎康・著「映画素志」―自主製作作家の営みに“志”を見る―
1994.8.28付
水俣病―その30年―／土本典明監督／1987年／カラー／43分／配給 青林舎

痴呆性老人の世界

――老いの美と生の極限へのまなざし

虚構の世界に生きる人達がいる。現実という時間に、過去という実存の世界を成立させて生きている人達がいる。忘却されることのない古い記憶と認知機能を失った知能とが交差する世界。映画「痴呆性老人の世界」は、そうした虚構の世界に生きる人達の人格を暖かく肯定しようとする「まなざし」に溢れている。

人間はこれまで、いろいろな文化や社会を築いてきた。そして、歴史を刻むために複雑怪奇な知的活動を強いられてきた。だが、虚飾を剥いでしまうと最後に残るのは生まれながらにして持っている心、情念、感情といった部分ではないだろうか。大脳皮質の前頭葉に刷り込まれた知能が消え去り、人生の内なるスクラップブックとしての心が霧の中に入ってしまっても、魂の核は残り、人間の尊厳は保たれるのである。

カメラは、そんな神秘な世界へ愛情と知性の視線で侵入してゆき、痴呆ゆえに鮮やかに発光する老いと美と生の極限をとらえつづける。痴呆性老人の生活リズムに合わせて、一人ひとりが宝のように隠している内面の宇宙から自然に生の証拠が溢れでるまで、フィルムは穏かに回りつづける。

明治時代の唱歌「天然の美」を唄うヤエおばさんは十分前の餅つきをまったく憶えていない。「百人一首」をすらすら暗誦するサダ子さんは自分の名前も家族の顔も忘れている。独り言の好きなタカさんは夜中に起きて騒ぎ、お正月に家族と墓参りにいってきたヨシさんは「婆捨山に連れてゆかれた」と怒り、荷物を背負ったシイさんは秋風に吹かれながら遠い山々に向かう小路をいつまでも歩きつづける。

痴呆性老人達は何処へゆこうとしているのであろうか。すべてが茫々たる灰色の流れの中に消えてゆく。羽田澄子監督は医学的側面からでも、社会的側面からでもなく、限りある精神と肉体の輝きを凝視する感性のレンズを通して、そうした痴呆性老人達の魂の彷徨を見ている。その視線の焦点こそ、人生の終着駅を求めて彷徨する痴呆性老人達と私達が歩いてゆく平行線が巡り合える場所であり、その感性こそが人間に向けられるべき「まなざし」なのである。

誰もが老いるという、この普遍的な現在進行形の現実を直視すること。そして、人生の終着駅は老化の極限で迎える死の瞬間ではなく、生命の誕生にあるのだという幻想的な思念。八〇歳の老婆は自分を十八歳だと言い、二年後には十六歳になったばかりだという。つまり、痴呆性老人とは老化に向かう生のベクトルを若年化に向けて転換した人々なのである。

虚構の若さに生きる老女の映像は美しい質感と存在感に溢れている。この作品は、痴呆という夢遊の知のなかに残る心の原核を抑制した映像で丹念に浮かびあがらせた傑作として、長く記憶されるであろう。

羽田澄子：老いのパラダイム：「老いの発見」第2巻、岩波書店、1986
羽田澄子：安心して老いるために、岩波書店、1992
痴呆性老人の世界／羽田澄子監督／1986年／カラー／84分／配給 岩波映画

何を見ても何かを思い出す
——I Guess Everything Reminds You of Something

僕の通っていた小学校には特殊学級というのがあった。その教室の中で知的な発達障害児にどのような教育が行われていたかについては何も知らない。

秋の大運動会、多くの父兄が見守る百メートル競走。彼は運動麻痺はないのに身体をピョコ・ピョコと左右に揺らしながら走るので六年間いつもビリだった。学校の行き帰りもそのように歩いていた。彼の家は農業を営んでおり、両親は彼に農作業を手伝わせていた。ビニール・ハウスで育てたスイカを嬉しそうに両手で持って車の荷台に運んでいる彼の姿を休日に何度か目撃した記憶がある。

先日、近所の道を歩いていると、遠くから身体を左右にピョコ・ピョコと揺らしてこちらに向かってくる中年の男の姿が見えた。父親は自転車に乗って笑っており、彼は運動会の時と同じように自転車の後ろを走っていた。それでも父と子は幸せそうに見えた。

すれ違いながら、もう小学校の頃から四十年の年月が流れたのだと思った。

一週間後、今度は空港でまた彼と偶然出合った。彼は空港のロビーから身体をヒョコ・ヒョコと揺らしながら、車椅子に乗った母親を押して来て、タクシーに乗せようとしていた。母と子もまた幸せそうに見えた。その光景を見ながら、意味もなく、彼ら一家のことはまったく知らないのだが、それでいいのだろうという気がした。

ただ、それでいいのだが、一つだけ、走馬灯のような年月と現在との記憶をつなぐ、彼に対する僕の視線について記しておきたい。つまり、僕が彼の何を見ているのかという視点についてである。

僕は彼について反芻し、自分の視線をいつもある一点に向けていることを自覚している。彼は小学校の時も今もズボンのベルトが異常に長い。そのことを小学生の時も、先日道ですれ違った時も、空港で見かけた時も思った。普通、臍の下を時計の十二時だとすると、ウエストをぐるっと回したベルトの先端は十一時の長さで終る。つまり、中央から十センチくらいの長さが標準である。しかし、彼のベルトの先端は九時を越えている。ベルトがあまりにも長過ぎる。中央を過ぎて三十センチはある。

彼は、この四十年間いつも変わることなく長過ぎるベルトを締めて生きてきた。それはそれでいいのかも知れないが、それでは女の子にはモテないだろうと思う。誰か「君のベルトはあまりにも長過ぎる」とは言わなかったのだろうか。両親は言わなかった。結婚など考えなかったのだろうか。

このベルトの長さが変わらないことが、彼の脳の認知発達レベルを反映しているように思われてならない。それはそれでいいのだと思いながらも、どうしても僕の視点は彼のベルトの過剰な長さから離れない。

ベルトの長さは、親が調節して切れば済むことである。だが、それを親がしなければ、子どもは気づかない。長くても機能的には何も問題ないのだから。「切るべきか、切らないべきか、それが問題である」と考えるべきか、それともそんなことは問題ではないのか。

そして、僕は思う。「この視点はいったい人間の何を見ているのだろうか」と。それでいいのだと思いながら、どうしてベルトの過剰な長さを注視してしまうのだろうかと。ベルトの過剰な長さは客観的な数値で表すことができるが、その過剰な長さの意味を彼の脳は認識していない。なぜ?

そういえば、ヘミングウェイの短編小説に『何を見ても何かを思い出す（I Guess

Everything Reminds You of Something, 1987）』というのがあった。僕は、本や文献で「発達障害」という文字を見るたびに、彼のベルトを思い出す。

セーキは自分で洗いますか?

作家辺見庸の『自分自身への審問』(毎日新聞社、2006)」を読み、「セーキは自分で洗いますか?」という言葉が、脳裡に焼きついた。

脳卒中で倒れて、病院の風呂で体を若い女性に洗ってもらう時の一瞬を切り取った、鮮やかな文章だ。

彼の体を洗っているのは介護士である。彼女は「お湯は熱くないですかあ」とか「頭痒くないですかあ」と、優しく声をかけながら丁寧に洗っている。彼は、「半身は死んだみたいに、お湯の熱さもぬるさも感じられないのに、かつて味わったことのない至福というのか法悦のようなものが体からわいてきて、正直、その女性に手を合わせて拝みたくなりました」と書いている。

その時、彼女が「セーキは自分で洗いますか?」と尋ねたのだ。「それは自分のグラスは自分で洗いたいですか、といった調子の、媚びるでも強いるでもふざけるでもない、ただ真面目な問いなのでした」と彼は書く。彼は、恥辱をまったく感じず、むしろ好感したという。そして最後に、「彼女は日に何人もの障害者らを洗っている。恐らく、信じられないほどの安い給料で」と結んでいる。

僕はいつも、辺見庸氏の本からさまざまなことを学ぶ。あるいはいろいろなことを反芻する。

今回は、先日老人病院で見た、寝たきり老人が入浴後に廊下をストレッチャーで運ばれる姿を思い出した。

老女はマン・ウェルニッケ肢位をとって寝ていた。上肢が屈曲し、手指を握りしめているので片麻痺だとすぐにわかった。胸から下は白いシーツで覆われていた。入浴後にも、痙性麻痺による異常な筋緊張が出現しているのだ。廊下を二人の介護士に寝たままで運ばれているのを見た瞬間、なぜだろうと思った。「痙性麻痺には温熱効果もまったくないのかな」と思った。入浴しても筋緊張は緩んでおらず、リラックスしていないように見えた。その時、僕は、老女の両目も強く緊張しているように感じた。そして、首筋と乳房の上の胸を見た。首と胸は、赤い斑点が散りばめられたピンク色に光っていた。

湿った、軽い熱傷のような……。

僕は、熱い風呂が嫌いだからよくわかる。熱い風呂に長時間入ると、皮膚が湿ったピンク色に染まって湯気が全身から立ち昇る。

「熱過ぎるのだ!」、きっと、四十五度くらいではないか。風呂の適温は三十八度~四十二度だ。老女の両目の強さと、上肢がマン・ウェルニッケ肢位をとり、手指は全屈曲(マス・フレクション)で母指を手掌の中で握りしめている(サム・イン・パーム)、入浴しても異常な筋緊張がとれない理由は、風呂の温度が熱過ぎるからだ。

なぜ、そんな火傷するほどの温度にするのか。熱い湯の方がアカが落ちるからだろうか? そんな先入観があるのかも知れない。そうではないだろう。実は、熱くしておかないと、次に入る患者が「ぬるく」なってしまうからではないか? その日の入浴の順番が、老女に恐怖を与えているのではないか。

僕がこの光景を見たのは、昼過ぎ、午後一時三十分頃、介護士たちが午後の仕事を始めた時間帯だった。老女は、午後一番の入浴患者だ。

もし、僕の推理が当たっていれば、介護士は「お湯は熱くないですか?」とは尋ねていないだろう。当然、熱いことは知っているのだから。

「セーキは自分で洗いますか？」という言葉を、これまで老女は一度も聞いたことがないのかも知れない。

湿ったピンク色の皮膚から立ち昇っていたのは、身体の痛みの湯気ではないかと思った。

それは人生の悲しみの湯気のような気がした。何か、心に突き上げてくるものを感じた。

ただ、これは僕の幻想かも知れないとも思う。世の中には熱い風呂が好きな人も多い。僕は老女と会話していない。彼女の身体の声は聴いてはいない。ただ、辺見庸氏の本を読んで、この老女のことを反芻したに過ぎないのだから……。

辺見庸氏は苛酷な病魔と闘っているが、「性器」を「セーキ」と書く、稀有な、素晴らしい作家である。心より回復を祈りたい。

それにしても、老人の介護を巡る問題は多い……。

証明するものはありますか?

天気のよい日曜日、ある家族が「動物園」に入場しようとしている。両親と小学生(低学年)の男の子である。その子はアテトーゼ・タイプの四肢麻痺だが身体を大きく左右に揺らしながらも、何とか一人で歩いている。両親はチケット売り場の窓口で入園料を払おうとする。その時、次のような言葉がチケット売りの若い女性から発せられる。「証明するものはありますか?」両親は「手帳」を示し、自分たちは全額、そして子どもの分は恐らく減免されて入場した。チケット売り場の女性は規定の入園料を受け取った。それが彼女の仕事である。何の問題もない。この話はこれだけである。ある日曜日の、動物園での平凡な光景である。気にすることは何もないのかも知れない。

ところが、気になるのである。一体、何を証明する必要があるというのだろう。確かに身体障害者が入園料の減免もしくは割引を受けるためには、身体障害者手帳を示す必要があると法律で定められているのだろう。だから、彼女はそれを見せるように要求したのだろう。

僕が彼女に言いたいのは、自分の目で見て「その子が重度な運動麻痺を有していることがわからないか」という点である。その子の大きく左右に揺れ動く歩き方を見て、身体が不自由なことは一目でわかったはずである。その歩き方以上に、何を証明する必要があるのか。

自分の判断で、手帳を示せとは言わずに、最初から子どもの分は減免した入園料の総額を頭の中で計算して両親に伝え、それを受け取りながら子どもに向かって、「頑張って全部見てね」とか、「象はいないけれどキリンがいるよ」とか、「疲れた時に車椅子は必要ないですか」とか、何か一言、子どもに話しかけて、彼とコミュニケーションし、両親や彼の笑顔を引き出すことはできないのだろうか。

仕事というものは、単に決められたことをやればよいというものではない。どんな仕事であれ、個人の想像力が要求される。特に、相手に対する想像力が仕事の内実を豊かなものにする。そうでなければ、入場料など自動販売機でよいという世の中になってしまう。

外国では何を買うにしても自動販売機は少ない。それは自動販売機を壊す窃盗者がいるからでもあるが、新聞、タバコ、バスの切符などもすべて人から買う。イタリアではバール（喫茶店）でバスのチケットを買う必要があるが、スキオのあるバールで働く若い男の店員は僕がバスのチケットを買うたびにいつも「日本人の女を紹介してくれ、俺はイタリア女はいやだ」と小声で囁いていた。

最初こいつは「バカか」と思ったが、よく観察すると、その店員は一般のイタリア人にも、日本人にも、そして先進国でない国々から働きに来ている社会から疎外されているように見える人々にも、浮浪者のような人間にも、同じように何か言っている。そして、チケットの売買という儀式の後に、必ず両者が軽く「笑う」のである。この笑顔の交換を引き出すくだらない会話が、バールを生活の糧とする彼のプロフェッショナルの証であり、客はいつしか彼に親密感を覚えるようになる。

しばらくすると、僕も、この店の常連の一人として周りの出入りする客から何となく存在を認められ、よそ者ではない、そのバールに根づいた地域社会の一員になったような気がした。今度店に行っても、彼はまた「日本人の女を紹介してくれ」と僕に同じことを言うだろう。

それは実は僕が家族とではなく、セラピストの池田由美さんや山田真澄さんがサントルソで研修していた時に一緒にチケットを買ったのを憶えているからそう言っているわけで、それはチョット困るが、彼は案外いい奴ではある。もし、彼が動物園でチケットを販売していたら「証明するものはありますか」などとは言わないだろう。何かもっと、彼という一人の人間としての「言葉」を発するだろう。

日本社会から地域の個人商店が消え、こうした人間のコミュニケーションが消滅している。かつて子どもは近所の駄菓子屋や玩具店で、個性あるおばさんやおじさんから、人間同士のコミュニケーションの仕方を無意識に学んでいた時代があった。その消滅が動物園のチケット売り場の対話に反映されているように思われてならない。そして、リハビリテーションの臨床でも同じことが起こっている。いや、そんなことはない。確かに、最近の学生や若いセラピストにはそんな傾向があるかも知れないが、僕らの病院では、セラピストは患者とよく会話していると、あなたは思うかも知れない。

だが、僕が指摘したいのは、その意味でのコミュニケーションだけではないのだ。

それは、患者の身体という物体を単に曲げたり伸ばしたり、足に重錘という物体をつけて筋収縮を繰り返したり、平行棒という物体に助けられての歩行訓練を繰り返すという運動療法の現状。こうした毎日繰り返される決まりきったチケット売り場のような運動療法では、生きる患者の身体と物体とのコミュニケーションは図れないということへの想像力である。

行為とは、世界との対話である。世界が物体であるなら、身体を使って物体に意味を与える運動療法が必要である。物体が変わるわけではない。物体は何も変わらないのだ。身体を使って物体に意味を与えることで、物体の硬さや表面素材や重さを知ることで、そうした身体と物体とのコミュニケーションを細分化することによって、患者の脳が改変されてゆくのである。

それが運動機能回復への道である。セラピストは、単なる患者との日常的な会話という次元を超え、身体と物体とのコミュニケーションという視点から患者の言葉（一人称の意識経験）を引き出しながら、世界に意味を与えるための運動療法を展開してゆく必要がある。

今のリハビリテーションの臨床に、あなたの仕事に、それを「証明するものはありますか？」

四つ葉のクローバー

失楽園のイブは「四つ葉のクローバー（a four leaf clover）」を手にしてエデンの園を出たという。ヨーロッパでは十字架の形を表象していることから「幸福」をもたらすとされ、十七世紀頃には結婚式で花嫁はクローバーを参列者にパラパラと撒いた。欧米では、この幸福のシンボルである四つ葉のクローバーに、次のような花言葉の意味を与えている。

・One leaf for fame（一枚は「名声」）
・And one for wealth（一枚は「富」）
・One for a faithful lover（一枚は「満ち足りた愛」）
・And one bring you glorious health（一枚は「素晴らしい健康」）

この四枚が揃ってはじめて「真実の愛（true love）」が得られるという。しかし、時に牛の餌でもあるクローバーは実際には三つ葉で、自然界では十万分の一の確率でしか四つ葉は発生しない。

もう亡くなられてから何年も経つが、K大学医学部附属病院の小児科の教授が、真っ白く柔らかい尻の皮膚に四つ葉のクローバーのような赤い傷のある、生後一歳未満の女の子を外来で診察していた。もちろん子どもは何も話すことはできない。若い母親によれば、何か尖った金属の玩具に尻餅をついて出来た傷であるという。傷の深さはわからないが、その傷は皮下組織が赤く染まった四つ葉のクローバーのような形をしていた。痛くて、子どもは泣き叫んだことだろう。

普通の医師なら、母親に「気をつけなさいよ」と言って、笑いながら消毒をし、ガーゼを貼って終わりだったかも知れない。恐らく、若い母親もそうであることを心から願っていたことだろう。

だが、この小児科の教授は見逃さなかった。そして深く考えた。なぜ、四つ葉のクローバーの形をした傷が尻に付くのかと。そんな形の傷は万一の確率で付くこともあるかも知れない。そう考えれば、それで終わりだった。しかし、そうとは思えない何かを、彼は母親の表情や仕草や言葉から直感したのかも知れない。あるいは、自らの長い臨床経験において一度も遭遇したことのない傷の形だったのかも知れない。

彼は真実を明らかにした。この子どもの尻の傷が、母親による子どもへの陰湿な虐待であることを読み取った。どうすれば子どもの尻に四つ葉のクローバーの形をした傷が付くのか？　この解答はこうだ。

子どもの尻は柔らかい。この柔らかい尻を母親の手の親指と人差し指・中指・薬指で摘み上げ、強く引っ張る。そして、その伸びた尻の皮膚にカミソリで指の下に切れ目を入れてゆく。一周して手の指を離すと、泣き叫ぶ子どもの白い尻に、真っ赤な血の滲んだ四つ葉のクローバーが浮き上がるのである。

彼がこの真実を、どのように母親に説明したのかは知らない。その後の母親と子どもの関係も知らない。この真実は、教授が幼児虐待の問題について新聞紙上でコメントしていたエピソードの一つに過ぎない。

僕は、真の臨床家の凄さをここに見る。患者の観察や治療で行き詰った時、いつもこのエピソードを想い出す。このエピソードは、確かに人間の陰湿さを物語っている。しかし、もっと大切なものを伝えていると思う。人間の治療にたずさわる者は、真実を見抜く思考力を、自らに課さなければならないということである。

いつか、この子に四つ葉のクローバーが舞い降りてほしい。

ある日、重度心身障害児施設で

世の中の人々に、伝えたい光景がある。ある重度心身障害児施設の一室。大きな窓から明るい光が部屋中に差し込んでいる。一人の男の子が目を開けたままで寝ている。その子は瞼を開いているが何も見ていない。いつもカエルが仰向けになったような姿勢をずっととっている。意図的に手足を動かすことがまったくない。皮膚は温かい。関節を他動的に動かして筋を伸張すると、重い持続する痙性麻痺に特有の抵抗感がある。呼びかけに反応することはないが、誰かが枕元を歩くと、時々、頸をそちらの方向に動かそうとすることがあるという。聴覚は残っているのだろうか。身体全体で床の振動を感じ取るのだろうか。微かな意識の曙のような状態にはあるはずだ。しかし、それをどうやって確認すればよいのだろう。この子の世界と僕の世界はどこかで繋がっているはずだ。どこかに共有できる世界があるはずだ。この子は確実に生きているのだから。

だが、こうした全介護状態がもう何年もつづいている。意識が昏迷状態にある子どものリハビリテーション治療はどのようにして可能なのか。担当しているセラピストは悩んでいた。この子のまったく動かない身体に対して、何も治療を提言できない自分の無力さが、今も鈍痛のように残っている。

そう言えば、この子の隣のベッドで寝ていたもう一人の女の子は、七年前にプールで溺れて脳損傷となり、全身麻痺で脊柱の強い変形も出現していた。運動麻痺は最重度の四肢麻痺だ。会話などまったくできない。意識状態はきわめて悪く痛みや不快感に対してのみ反応して弱い声をあげていた。その弱い声が、心の叫び声に聞こえてしまう。何も反応する言葉を持たないのは僕の方だ。

今も、重度心身障害児施設には、こんな子どもたちがたくさん収容されている。それでも、彼ら、彼女らは、日々を懸命に生きている。両親は時々やって来て、子どもを眺め、その身体を手で愛撫する。あまり来ない親もいるらしい。

ここでは医学の進歩など嘘だ。が、家族はリハビリテーション治療に期待する。心のどこかで奇跡を求める。しかし、子どもの意識は戻らない、運動麻痺は治らない。これがリハビリテーション治療の最も困難な現実である。

この現実に対し、誰が、何をもってして、「リハビリテーション治療に奇跡はない、しかし、進歩はある」と言えるのか。「運動麻痺の回復に挑戦する」と言えるのか。

確かに、リハビリテーション治療の効果はないと言っても等しい症例は数多くいる。セラピストは患者の現状を維持するので精一杯で、生活環境の調整や社会との接点を見出すことを最優先しなければならない場合も多い。リハビリテーションとは「患者が残された能力を最大限に使って自立生活を営むための総合的アプローチである」のだから……。

しかし、それでも回復をあきらめてはならないと思う。少なくとも患者や家族より先に、セラピストが運動麻痺の回復をあきらめてはならないと思う。

指しゃぶり

今、「指しゃぶり」について調べている。小さな子どもが自分の手指を口に入れる光景を誰もが見たことがあるだろう。さらに医療関係者なら、母親の子宮の中で目を閉じたまま指しゃぶりをしている胎児の写真を見た記憶があるだろう。この指しゃぶりはいったい何の意味があるのだろうか？

胎児が指しゃぶりしているのは偶然ではない。胎児は胎生十四週頃より口に手を頻繁に持っていき、二十四週頃には手指を吸う動きが出てくる。胎生三十二週頃には手指を吸いながら羊水を飲み込み始める。胎生期の指しゃぶりは生まれてすぐに母乳を飲むための練習として重要な役割を果たしていると考えられている。指しゃぶりは、子どもが母親の乳房を吸う「吸引反射（sucking reflex）」の代償として、たまたま手指を吸い出し、それが習慣化したものだと発達学的には解釈されているようである。

乳児期の生後二〜四か月では口唇の周囲に接触した手指を捉えて無意識的に吸う。いわゆる「口角反射（rooting reflex）」だ。五か月頃になると何でも物体を口に持っていってしゃぶる。これらは目と手の協調運動の基礎であり、いろいろな物をしゃぶって形や味、性状を認識するためと考えられている。一歳を過ぎてつかまり立ちやつたい歩きを始める頃には指しゃぶりをしているとこれらの動作ができないので減少する傾向にある。幼児期の前半の一歳半から二歳くらいになると手で積み木を積んだり、おもちゃの自動車を押したり、お人形を抱っこしたりする遊びがみられるようになると、昼間の指しゃぶりは減少し、退屈なときや眠いときにのみ見られるようになる。

そして、母子分離ができ、子どもが家庭から外へ出て、友達と遊ぶようになると、指しゃぶりは自然に減少してゆく。普通、三歳以降になるとなくなるようである。もし、それ以降も長く続くと「歯並び」や「歯の噛み合わせ（咬合）」に悪影響が出る。だから、三歳以降は「お兄ちゃんになったから、もう指を吸うのはやめようね」と働きかける必要があるらしい。「いつまで指をしゃぶっているの？　だめでしょう！」と叱るのは逆効果でよくない。決して子どもを責めないことが大切である。手指に人格を持たして「〇〇君の口に入ってきてはだめですよ」と指に話しかけると効果的であるという報告がある。手に靴下を履かせると口の感覚に違和感が生じて止めてしまうという報告もある。

あなたは、この「指しゃぶり」が、「ホムンクルス（homunculus）」の謎を解く鍵であると記したら信じるだろうか。ホムンクルスとは「脳の中の小人」、すなわち大脳皮質の運動野や感覚野の「身体部位再現（representation）」のことである。その身体部位再現のプロポーションには口や手が大きいという特徴がある。それは環境との相互作用をより必要とする身体部位の占める面積が広いという法則である。生きてゆくうえで、より複雑な機能を獲得しなければならない口や手の領域は、運動野や感覚野において他の身体部位よりも広いニューロンの占有領域が必要なのだ。

つまり、これは僕の想像だが、おそらく胎児は母親の子宮の中から既に、その優先権を「指しゃぶり」という行為によって得ようとしているのである。

……こうした指しゃぶりについて調べているのは、ある理由からである。時々、重度心身障害児施設に足を運んで、そこで働くセラピストと一緒に脳性麻痺児の治療を考えている。生後二年半が経過しても視覚、聴覚の反応がなく、定頸もなく、全身に異常な脳幹・脊髄レベルの姿勢反射が出現する、コミュニケーションのとれない最重度の子どもを目の前にして、何も治療のアイデアがなくて困っていた。快・不快の世界、つまり現象学的な世界で生きる子どもに、認知的な世界を教えることは不可能にも思える。この子に現象学的な心は確かにある。しかし、認知的な心はまだ育っていない。

ある時、不意に考えが浮かび、その子の手指を他動的に口に誘導し、指しゃぶりをさせてみた。子どもは寝たり目覚めたり泣いたりはするが、自己意識はなく、随意運動もなく、自分で手足を動かすことはまったくできない。したがって、生まれて始めて口と手指が接触したのかも知れない。唇の周辺に手指を接触させても、口角反射や吸引反射は出現しない。また、口の中に手指を入れると舌が少し動くが、意味のない動きのように見える。

そして次の瞬間、その子は何かの拍子で手指を強く歯で噛んだ。そして、ウァーと泣いた。だが、口を開こうとはしない。やっと離した手指に歯の後が付いていた。

この子は、自己意識がなく、自分の手足を認識しているとは言えない。口に入って来た物体が自分の身体の一部であることは知らない。しかし、この子の脳が「痛み」という現象を感じたように、僕には感じられた。しかし、この子が指しゃぶりという口と手の接触から、偶然に手指を噛み、痛みという現象が生じることを理解するのは、まだまだ先のように思える。なぜなら、この子は、その痛みが自分自身の身体から発していることを知らないからである。

だが、指しゃぶりという経験は無意味ではないと信じたい。自己の身体の存在に気づかなければ脳にホムンクルスは形成されず、自己意識は決して創発しないだろう。そう考えると、指しゃぶり時の舌の動きが、この世界の何かを探索しているように見えてしまう。

今も、指しゃぶり訓練は継続しているが、意識は覚醒しない。セラピストの治療は、祈りにも似た感情と共にある。

永遠のピンポン玉

ある夏、僕は見た
ランボーが言葉に託した、永遠の孤独を、僕は見た

檻のような、四角い柵に囲まれた、ベッドの中で
その子は、何も感じていないように、見えた
生きる力も、会話する力も、運命を変える力もなかった
身体が、変形した物体として、固まったまま、横たわっていた

そこには、悲しみすら、なかった
ただ、停止した時間が、流れていた

進行性筋ジストロフィー症
末期
限りなく死に近い生

骨盤周囲筋と、肩周囲筋の、強い筋萎縮
動くのは、眼球と、残された、細い手の指

彼の、名前も知らなかった、人生も知らなかった
何も知らなかった、すべてを知らなかった
ただ、僕は、目の前の映像を、じっと見ていた

天井から、一本の長い糸が、垂れている
その先端に、白いピンポン玉が、付いている
彼は、手に、割り箸を持っている

顔の前の、白いピンポン玉を、彼は割り箸で、弱く叩く
叩くたびに、ピンポン玉は、揺れ動く
リハビリテーション治療という名の、ピンポン玉訓練
これを目と手の協調性と捉える、盲目のセラピスト

「おい、何をしているんだ」
「そこに立っているのは誰だ」
「ここは、未来をもつ者が来るところではない」

それを、一日中行わなければならない、生きる人間の姿を
僕は、自分自身の内なる目に、焼き付ける
そして、リハビリテーション治療の無力さを、精神に刻み込む

無意味な治療、というものがある

鈍痛のような、怒りに近い、この感情の、異様な膨らみを
一体、誰に、何に、どこに向けるべきなのか

広島、廿日市、国立療養所原病院
二十五年前、臨床実習生であった僕は
今、広島大学での
認知運動療法小児アドバンスコースに参加している

そして、こう思う
彼は、言葉を発するべきだったのだ
死の前に、何か決定的なひと言を
発するべきだったのだ
言葉が、命を持つのは
世界の意味を照らすのは
その一瞬なのだ

彼が、そのひと言を発していれば
僕は、世界の意味を
永遠の孤独を
解釈できたはずだ

しかし、今となっては、その可能性はゼロだ
事実は、僕は何も問いかけなかった
だから、彼は、何も言葉を発さなかった、ということだ
何も問いかけない僕に
彼は、言葉をひと言も発さなかった

まてよ、
結論を急いではならない
事実と真実とは違う

真実は、そこに、死を前にした彼の
強い意志が存在していた、ということではないだろうか

彼は、この自らが生きた世界に対し
あるいはリハビリテーション治療に対し
沈黙することで、彼自身の意志を表現していたと
考えることは、できないだろうか

ランボーが言葉に託した
永遠の孤独とは
沈黙のブラックホールのことだ

あの夏は
太陽が近く
狂ってしまいそうなほど

暑かった

今、脳裡に浮かぶのは
永遠に揺れつづける、ピンポン玉の
慣性の法則に似た
無数の、運動軌道だけである

大切なものは、いつだって、目には見えない
（サン＝テグジュペリ「星の王子さま」より）

（二〇〇六年四月十八日、認知運動療法小児アドバンスコース、「認知の樹プロジェクト．ｉｎ 広島」に寄せて）

お母さん、ぼくが生まれてごめんなさい

身体に障害を背負った子どもが書いた、胸に迫る一編の詩がある。

ごめんなさいね　おかあさん
ごめんなさいね　おかあさん
ぼくが生まれて　ごめんなさい

僕を背負う　かあさんの
細いうなじに　ぼくはいう
ぼくさえ　うまれなかったら
かあさんの　しらがもなかったろうね

大きくなった　このぼくを
背負って歩く　悲しさも
「かたわな子だね」とふりかえる
つめたい視線に　泣くことも
ぼくさえ　生まれなかったら

ありがとう　おかあさん
ありがとう　おかあさん
おかあさんが　いるかぎり
ぼくは生きていくのです
脳性マヒを　生きていく
やさしさこそが　大切で
悲しさこそが　美しい
そんな　人の生き方を

教えてくれた　おかあさん
おかあさん
あなたがそこに　いるかぎり

（向野幾世『お母さん、ぼくが生まれてごめんなさい』、産経新聞社、1978）

生まれながらにして重度の脳性マヒだった「やっちゃん」というこの少年は、この詩を書いた二か月後に不慮の事故で天国に旅立ったという。わずか十五歳で。

身体に障害をもつこと以上に、この国に生まれた不幸というものがありはしないか？

そして、もうひとつ、この国のセラピストに治療を受けるという不運がありはしないか？

成瀬―小池論争

脳性麻痺児の治療にかかわるすべての人びとに、読んでおいてもらいたい往復書簡がある。一九七〇年代後半に話題となった心理学者の成瀬悟策教授（動作訓練法）とリハビリテーション医の小池文夫博士（ボバース法）との雑誌『肢体不自由児教育（1972-1973）』での紙上討論である。この論議には真剣さがある。抜粋して引用する。

［成瀬教授から小池博士へ］

脳性麻痺の子どもの示す基本的な問題は何かを改めて考えてみると、いうまでもなく、からだが思うように動かない、ということである。動かないといっても、その関節運動は直接関与する筋肉、腱、神経線維などのいずれもが、特に障害をこうむっているわけではないので、運動そのものは本来、可能な状態にある。だから、中枢から神経インパルスがくれば、筋肉は収縮するし、関節運動は起こりうる。ただ、それが、本人の思うようなふうには動かないので、いわば勝手に動いてしまったり、思いがけないときに突っ張ったりするかと思えば、また大切なところで力が抜けてしまったりもする。

だから、単に動かないというのではなくて、実は動くのだが、それが思うようには動かないというところに困難があるわけである。これを「動かない手足」に問題があるとしてしまうと、手とか足とかという身体そのものに障害があるのだからというので、それを整形外科的に処置しようということにならざるをえない。

不自由から二次的に起こる肢体の障害を別にすれば、手足そのものには問題がないのだが、その「手足を動かせない」のが問題だとわかれば、それは、自分の手足を動かそうと思っているにもかかわらず、そのようには動かないでいる当人自身の問題だということになる。

すなわち、脳性麻痺児では、実はその困難の本質的な原因が、動かない肢体そのものにあるのでなくて、その肢体を思うように動かせない子ども自身の側にあるとみなさなければならない。

さて、このとき、子ども自身の側の不自由が脳の中枢における興奮と、下降系インパルスの不適切に起因するものという神経学的理論は、そのもの自体、決して誤りではないとしても、さて、だからどのようにすればよいのかを具体的に問うてみても、現在の知識と技術では、何らそれに答えてはくれない。そういう解釈が成り立つというだけのことでは、現実の操作にも予測にも貢献しないから、これ以上、この神経学的理論にたよろうとしても、何も生み出さない。もっと別の視点から、この子どもの不自由ということの問題点を考えるほかはない。

［小池博士から成瀬教授へ］

脳性麻痺児のリハビリテーションは、医師、看護婦、理学療法士、作業療法士、言語療法士、義肢装具士、教育者、心理士、ソーシャルワーカーなどのチーム・アプローチによってはじめて達成される。この理念は国際的にも全く異論なく受け入れられていることは周知のとおりである。

当局ならびに関係者は、養護学校という場においていかなるチーム・アプローチを展開しようと意図しているのであろうか？

私の素直な感想を言わしていただくならば、養護学校において行われているアプローチは、国際常識とは異なり、チームによるでなしに、単独専門家、つまり教師によるアプローチを志向しているように思われてならない。極言するならば、「学校」という城壁の内で行われる活動は「教師による教育活動」以外にはありえない。ほかの専門家がこの城壁を乗り越えて侵入してきて、教育以外の活動を行うこと、つまり、チームによるアプローチは絶対に許されない。たとえそれが障害児の福祉につながる最善のアプローチであるとしても、それは養護学校関係者の関知するところではない。

一歩ゆずって、念願するところは、教師のみによる単独チームの力を結集して脳性麻痺児の福祉のために最善を尽くすにある……とまぁ、だいたいこのような印象を受けるのである。

ここで私は、戦時中に日本軍が竹槍一本でもって敵軍の科学的戦力に立ち向かわんとしたこと……ある悲愴感ないし自信過剰……をフッと思い起こしたのであるが、これはあまりに失礼かつ不適切な連想と申すべきであろう。

成瀬教授の論文を拝読していると、心理学者としてのお立場から脳性麻痺児の身体的リハビリテーションに関して、多年にわたる研鑽を重ねられたご苦労の跡がうかがわれて深く敬意を表するしだいである。

ただ、恐縮ではあるが、私が最も不審に耐えないのは、成瀬教授が御自身の「動作訓練」と呼ばれるアプローチと、我々のアプローチとは、まったく異なるレベルに立つものである、と主張する点である。

すなわち、我々のアプローチは「機能訓練」であって、極言するならば、機能訓練は脳性麻痺児に対してはナンセンスであり、教授の提唱する「動作訓練」、これこそは脳性麻痺児のリハビリテーションの真髄であるということになるようである。

理学療法士や作業療法士の行う機能訓練では、その対象があくまでも「動かない身体」であると申し渡されたならば、世界各国の理学療法士や作業療法士は果たしていかなる反応を示すであろうか。その答えは明白かと思われるが、いまここではこれ以上立ち入りしたくはない。

ともあれ、要するに、成瀬教授は、我々が脳性麻痺児に対して適用しているアプローチは、せんじつめれば、たとえばポリオなどに用いている手法をそのまま転用しているに過ぎないのであって、これはとんでもない誤りである。ポリオなどのように弛緩性麻痺があり、筋力が低下している場合には、関節可動域の改善、筋力増強、筋群間のバランス調節なども結構であるが、脳性麻痺の場合には必ずしも筋力が弱いわけではないので、従来の「機能訓練」の技法を導入するのははなはだ誤りである、と主張するかのように思われる。

機能訓練を単に「物理的・機械的方法と生理的理論から成り立つ」と成瀬教授流にかたよって受け取れば、あるいはそのような所説も成立するのかも知れないが、本来、機能訓練はそのように狭いものではない。

医学的リハビリテーションの目標は、障害児の日常生活動作の確立にある、ということが一般常識となっているように、食べる、書く、着物を着る、用便をする。などという「動作」が意図的に叶となることを問題にしているのであって、決して、ロボット的な身体運動を問題にしているのではない。

［成瀬教授から小池博士へ］

動作訓練におけるリラクゼーションの方法は、その源流を生理学者ヤコブソンに発している。たとえ生理学者であっても、彼の発想自体は心理学的な主体の活動性訓練を目的とする。筋肉の緊張を具体的に扱いながら、実は狙いが筋の緊張や弛緩そのものでなく、自分で緊張させたり弛緩させたりすることができるようになる、いわゆる「自己操作コントロール（self-operations control）」の能力を高めるための自己学習法である。私どものリラクゼーションは、もちろん、ヤコブソンそのものではなく、具体的にはほとんど全面改良してあるのだが、基本的発想はほとんど変わらない。何人かの医師や理学療法士、作業療法士の方々から、「私たちもヤコブソンは昔からやっています」と伺っているうち、筋肉の弛緩さえできればいいのだとか、「筋緊張低下にはもっと物理的方法が有効ですよ」などということになって、ガックリすることが多いのは残念である。

小池先生は、ボバース夫妻の真骨頂が超早期療育にあり、その優秀性が国際的に認められていると強調されるが、確かにその通りと、私もよく承知している。だからこそロンドンにまで足を運んだしだいである。

私どもも発達過程と反射運動を重視している点は違わない。ただし、理論体系としては残念ながら、厳密に区別せざるを得ない。御夫妻のロンドンのセンターにも訪ね、早くから論文を交換して、かなり多くの論文に目を通しているつもりだが、その中に、子どもの主体性や自己コントロール、意図や努力などという人間くさい側面に触れられた部分をいまだ不明にして見出せないでいる。もしあればお教えしていただけるとありがたい。そうした概念がないという点で、私どもからは、ヤコブソンよりもはるかに遠い距離のものとしか考えられない。

［小池博士から成瀬教授へ］

単刀直入に申し上げましょう。私をして言わしめるならば、機能訓練が生理学を基盤としているか、はたまた心理学を基盤としているかは、この場合さして重要な関心事ではないのです。もちろん、提唱される各学者のアカデミックな立場からはきわめて重要な問題であるかも知れませんが。そのよって立つところの理論的根拠よりも、その方法をいかなるシステムによってリハビリテーションの流れに乗せ、実施に移すかこそが、ここで私が問題としているところなのです。

端的に申し上げましょう。機能訓練が、たとえ、生理学説を基盤にしようと心理学説を基盤にしようと、「この実施に当たるものは原則として理学療法士、作業療法士である」ということです。

もしも、一歩譲って、機能訓練のうち生理学説に立脚する訓練は理学療法士と作業療法士がこれを担当し、心理学説に立脚するものは教師が担当しなければならないということになったならば、精神分裂症的システムであり、世界の嘲笑の的ともなりましょう。私が主張したいのは、養護学校においてもリハビリテーション・チームアプローチの専門性を高め、これを重視してほしい、という一点に帰着するのです。

理学療法士や作業療法士は、申すまでもなく医学的リハビリテーションにおける重要なメンバーです。この資格を得るには実に血のにじむような勉強と努力を要することは衆目のひとしく認めるところです。

私が感じているのは、肢体不自由児の養護学校における機能訓練の治外法権的な位置づけです。端的に申しましょう。私は機能訓練は医学的リハビリテーションの領域に属すると考えています。

最後に、誤解のないようにぜひ補足させていただきたいことがあります。それは、リハビリテーションは「全人間的なアプローチである」ということです。

……僕の意見を記しておきたい。

この二人の真剣な論議の延長線上にある現在の臨床を直視すると、当時も今も何も変わっていないという感情が沸き起こってくる。

僕はもっと正直に語ろうと思う。引用しておいて不謹慎だが、僕の脳裡の奥底からはどちらの主張も無力だという思考が沸き起こってくる。養護学校の教員であれ、セラピストであれ、身体と環境との複雑な相互作用を解釈する脳の認知過程を無視して筋緊張を心的操作できると解釈したり、身体を刺激に反応して動く物体と解釈している者たちを擁護してもダメだ。この論争の前に、教師がどれほど医学を勉強してきたのか、あるいはセラピストがどれだけ心理学を勉強してきたのかが問われるべきだ。そして、これまで整形外科医がどれほど脳性麻痺児の筋をメスで切り刻み、セラピストがどれほど痙性筋を過度に伸張して痛みを与えてきたのか、その問題を先に明らかにすべきだ。

いずれも、痙性麻痺に対しては無力だった。ほとんど効果はなかったと断言しても過言ではないはずだ。その事実と現実を先送りしてはならない。

ただ時間だけが過ぎてゆく。成瀬―小池論争後も、教育現場も医療現場も何も変わってはいない。そして、脳性麻痺児への治療は、時を止めたまま、こうした真剣な論議すら発生しない状況となってしまった。

徹底的に間違っているんだよ！

先日、子どもの発達障害（運動統合障害）についての講義スライドをつくっていると、突然、「徹底的に間違っているんだよ！」という声が脳裡に響いた。声の主は芸術家、美術家、建築家、思想家の荒川修作であった。

彼の生の声を聞いたのは、二十年くらい前の正月のテレビ番組でのことだった。哲学者、僧侶、芸術家の三人が自由に語り合う番組だった。その時、彼の主張に共鳴し、心がかなり震えた。こんな主張をしてもいいいんだと思った。あまりの個性の強さに哲学者も僧侶も少し困惑しているようだった。

その主張は「子どもの遊び」についてのものだった。公園で遊ぶ子どもたちが少なくなっているが、どんな遊びをしたらいいのだろうかと三人で論議していた。その時、彼は次の一言を発した。

荒川修作曰く、「まず、今ある滑り台、シーソー、ジャングルジムのようなくだらない遊具はすべて廃棄する。そして、公園には、巨大な黒いビニールシートを一枚置いておけばよい」。

その一瞬、哲学者も僧侶も彼が何を言わんとしていたかわからないような表情をした。ところが、僕にはその意味がわかった。勝手に解説すると次のような主張であったと思う。

「公園の土地の全面積に相当する広い一枚の黒いビニールシートを置いておく。何人かの子どものたちが公園にやって来る。その内、誰かが巨大な黒いシートの下にもぐりこむだろう。他の子どもも仕方なくもぐり込むことになる。シートの下は暗く、何も見えない。ドンドン奥の方へ進む。進めば進むほど方向がわからなくなり、迷ってしまう。ここがどこなのかわからず、心配になって来て心臓がドキドキし始めるだろう。友人も中にいる筈だが、姿が見えない。もがいている音だけが聞こえる。地面を手足で確認しながら、ここから脱出しなければならないと思い始める。だが、どうすればよいのか。そんなことを考える余裕もなく、もがく、もがく。やがて不安が高まる。だから、さらに手足をつかってもがく。そうやっている内に、誰かが、突然、外に出る。恐怖から脱出できたのだ。その子どもは、外の世界の光のまぶしさを知る。自分がどこで何をしていたのかを知る。まだ脱出できていない友人のいる場所を知る。そして〝こっちに来い〟と、もがいている友人に大声で呼びかけるだろう。そして、全員が脱出できた時、お互いの手足や服が土で汚れているのを見て、大声で笑い合うだろう。そして、公園は子どもたちの情動共有の場としての意味を持つことになる。公園は単に、何か運動をするための場ではない。社会で生き抜くための心を育てる場なのだ。」

つまり、荒川修作風に言えば、「公園の遊具はすべて、徹底的に間違っているんだよ」ということになる。

彼はニューヨーク在住だったが、東洋大学の河本英夫先生の紹介で認知運動療法の研修会に来て頂いたことがある。その時の強烈な印象も忘れられない。病院で患者を治療しているセラピストに対し、「病気なのは君たち医療者の方だ」と言っていた。

また、一度、高知にプライベートでやって来て、夜、一緒に食事したことがある。その夜は新聞社の方、行政の方、荒川修作＋マドリン・ギンズ東京事務所代表の本間桃世さん、妻も一緒だった。そして、高知の田舎に先生の設計する「治療公園」を作ろうということで話が盛り上がった。土地の提供を申し出る人がいて、具体化するかも知れなかったが、結局、費用面で実現しなかった。もし、実現していたら、岐阜の「養老天地反転地」、奈義の「竜安寺」、東京三鷹の「天命反転住宅」のような、面白い「治療公園」が高知に出来ていたかも知れない。

だが、一体何を治療するか？　彼は「人間の治療公園」を考えていたようである。

これまでの、そして現在の発達障害に対する治療はすべて、徹底的に間違っている可能性がある。僕の心の中に、そんな想いが潜んでいるから、講義スライドをつくっている時、久しぶりに彼の声が聞こえて来たのだろうか。

「人間は死なない」と言っていた荒川修作はもう死んでしまった。想い出すのは、夜の繁華街の道で別れる時、彼が片手を挙げて「一緒にやろうな」と言ってくれた声と、少し寂しそうだった後姿である。彼はいつも孤独だったのかも知れない。いつもの黒い服がカラフルなネオンの光の中に沈んでいったことを憶えている。

彼は、そんな孤独さを湛えた愛すべき人間だった。確かに世間の常識をすべて否定するような人間だった。芸術家だから存在が許されているのだと陰口を叩く者もいるかもしれないが、それは徹底的に間違っている。彼の常識を理解する者が少ないだけだ。たとえば、その高知の夜の全員の食事代は彼がおごってくれた。世間では接待する方がおごるのが常識だ。彼の常識は逆なのだ。

つまり、荒川修作は権力者や無知なる者がつくる常識をすべて否定していたに過ぎない。そのことに世間は気づかなかった。だから、天才と呼ばれながらも、作品はきわめて少ない。きっと生まれて来る時代を間違えたのだろう。

僕は、そんな彼の思想が好きだ。彼は誰に対しても怒っていたようだが、僕には一度も怒らなかった。一度、妻に「あなたは荒川修作に似ている」と言われたことがある。嬉しかったが「それは外見であって中身ではない」そうだ。要するに平凡な人間は芸術家にはなれないということだ。しかし、平凡な人間でも芸術家の夢の価値を理解することはできる。

僕は知っている。二十世紀初頭に、スイスのハイデンにフレンケルが失調症患者の「治療公園」をつくった。二十一世紀の初頭に、イタリアのサントルソにペルフェッティが片麻痺患者の「治療公園」をつくった。それらは世間の常識を否定するリハビリテーション治療の場である。だから、高知に、あるいは日本のどこかに、荒川修作発案の発達障害児の「治療公園」をつくれる可能性は決してゼロではない。

彼の肉体は死んだが、彼の夢はまだ死んではいない。誰かの夢を誰かが見る限り、人間は死なない。

科学哲学者のカール・ポパーは「空を飛ぶことを可能にしたのは、空を飛ぶ夢である」と言っている。

われわれの思考とは、すべてなにかの間違いである
――レッド・ツェッペリン「天国への階段」より

先日、神保町の古本屋で渋谷陽一の『ロックミュージック進化論』（新潮社）という本を買った。一九九〇年に発行された文庫本である。なぜ買ったかというとレッド・ツェッペリンの名曲「天国への階段（ステアウェイ・トゥ・ヘブン）」の歌詞の翻訳が記されてあったからだ。

高校生の時、よくこの曲を聴いていたが歌詞の意味は知らなかった。実は、数か月前、NHKのBSテレビでレッド・ツェッペリンの古いライブが放映された時、この曲が流れ、字幕を見てこの哲学的な歌詞にいたく感動し、自分の三十年間の無知を恥じたが、残念ながら録画していなかったので歌詞の詳細を確認することはできなかった。だから、この本で歌詞を発見した時はとても嬉しかった。

人はかねてから言う
「輝くもの必ずしもすべて黄金にあらず」と
しかし、この世にただひとり
輝くものはすべて黄金であると信じ
そのすべての黄金をもって
天へのきざはしを買い求めている
女がいることを
おまえは知っているか
もし、すべての店が閉じていたとしても、
彼女はひとつの言葉によって
もとめているものを得る、ということも

というのも、店の壁にはたしかに看板があり、
そこには、それらしきことが書かれてはいるものの
彼女が求める確かさはそこにはない

いまも、小川のほとりの梢（こずえ）で
鳥がときどきうたうではないか
「われわれの思考とは、すべて、なにかの間違いである」と

太陽が沈んでゆく方向をみつめるたびに
ぼくにはある想いがわきおこる

ぼくのこころは、こころ自身が
消えいりたい、なくなってしまいたい、と
悲痛なさけびをあげている

しかし、現実は、毎日毎日
もうろうとした意識の中で
幻想の林、幻想の煙の輪をみつめているのみ
いまもなお、たちつくし、みつめている者たちの声に聞きいるのみ

しかし、むかしから
これだけは確信している
ぼくらすべてが
あるひとつの音楽、あるひとつの音を
激しく、心から希求するなら
音楽こそが、われわれの論理となるのでは
そして、時代の夜明けが来て
これまでじっと立ち尽くしていた者のみが
その労苦がむくわれるのではないか
そのときには、すべての森に
笑い声がこだまするのではないか

この事を考える度に
ぼくの心はとけそうになる

何がきみをいらだたせようと
いまは、もう、ほっときたまえ
なにが起ころうとも
すべて歴史が大掃除をやってくれる

ざわめく颪の中に
ざわめく音の中にこそ
あるいは、その音そのものが
天へのきざはしであったのだ
このことを
あの愛すべき女も知っているのだろうか

かったるい時間を旅するぼくらにとって
影はぼくらの魂よりも背が高く
むこうの方を

ぼくらが知っているあの女が歩いていく
いまなお彼女のみが
すべてが黄金に変わりうるという
よろこばしい無茶について確信を与えてくれる

もし、きみがハードに聞くのなら
聞こえるに違いない
すべてがひとつであり
ひとつがすべてであるとき
われわれは一個の岩であり
もはや、ゆらぐことはないと

（岩谷宏・訳）

「天へのきざはし」が歌のタイトル「天国への階段」の訳であるが、そんなことはどうでもいいだろう。渋谷陽一は「すべての価値と論理が相対的である時、音楽こそが絶対的な価値となりうるのではないか。音楽こそが天国へのきざはしであるのではないか。それがこの曲のテーマであり、ロック全体のテーマである。この歌は一種の決意表明であり、出発宣言になっている。この歌詞以降のツェッペリンの音楽的実践は、この歌のメッセージを現実のものとするための試行錯誤ともいえる」と書いている。

また、「ステァウェイ・トゥ・ヘブンは錬金術の発想を歌にしたものという解釈も可能である」。「ひとつがすべてであり、すべてもひとつだという考え方は錬金術の基本だ」と指摘する。当時、ギタリストのジミー・ペイジはイギリス黒魔術のミサに熱心だったらしい。そして「現代の科学や、合理的なイデオロギーと呼ばれるものが、実は単なる党派性しか持ち得ず、相対的なものでしかない事は、多くの科学者や批評家が指摘している。つまり全ての思想はその党派性によって対等なのである。だから黒魔術に対する批判も、それが党派性による間は無効であり、何んの説得力も持ち得ない。それは選択の問題でしかない。」とも書いている。

だから、「われわれの思考とは、すべてなにかの間違いである」ということなのだろうか。これは「人間の思考とは、すべてなにかの間違いである」とした方がわかりやすい。確か、脳科学者のダニエル・デネットは「心はすべて幻想に過ぎない」と言っていた。思考、心、そして個人の「クオリア（質感）」もそうなのだろう。「われわれのクオリアとは、すべてなにかの間違いである」と書くと、とても納得できる。

さらに、「理学療法士の思考とは、すべてなにかの間違いである」とか、「作業療法士の思考とは、すべてなにかの間違いである」と書きたくなるのはどうしてだろうか。「認知運動療法の思考とは、すべてなにかの間違いである」と思う日もいつか来るのだろうか。それとも認知運動療法こそが天国への階段だと思考しつづけるのだろうか。

思い出すのは、二年前、サントルソ認知神経リハビリテーション・センターで一緒に勉強したイタリア人研修生のヴァレリオのことである。

若い、「ペルフェッティが恋人だ」というローマの理学療法士養成校を卒業してすぐサントルソにやって来た彼はロックが好きだった。中学一年の息子が夏休みに日本からサントルソに遊びに来た時、記念にと、あの老人が枯れ木を背負って杖をついている姿が描かれた懐かしいカバー写真の、「天国への階段」が入っているツェッペリンのＣＤを息子にプレゼントしてくれた。

その後、家族とローマに旅した時、オリベスクの塔がそびえる夜のポポロ広場のテラス席で食事をしていると、一人の若いギタリストがやって来て、広場で「天国への階段」を歌い始めたのだ。息子はそれ以来、ロック少年になった。

ヴァレリオは三年間サントルソで長期研修し、故郷のローマで今年の春から働き始める。彼の臨床への情熱から多くのことを学んだ。一度、ピンクフロイドがヴェネチアにやって来て、屋外でコンサートを開いたのだと嬉しそうに言っていた彼は、素晴らしいセラピストになった。僕は今こうして、深夜に、天国への階段を巡る、意味不明のエッセイを書いている。

何が言いたいのか。三十年の歳月を経て、「天国の階段に意味を与える」ことができたということである。脳には、まだ意味を与えることができないまま眠っている世界が無数にあるということだ。「われわれの思考は、すべてなにかの間違いである」と思考することで、リハビリテーション治療を一歩進めることができるのではないか。

勉強することは、間違いを発見することである。勉強しなければ、自分の思考の間違いに気づかない。これはカール・ポパーの科学論に似ている。この思考の間違いとはペルフェッティの言う「裏切られた期待」でもある。

つまり、リハビリテーションよ、「自らの無知の知を知れ」ということである。

アヴェロンの野生児

一七九九年、ナポレオンが独裁政権を樹立した年の七月、南フランスのアヴェロンの山中で、十二歳位の野生児が捕らえられた。この子どもはパリに連れてこられ、医師で聾唖学校の教師でもあったイタールの教育を受ける。子どもはヴィクトールと名づけられた。数年後、イタールは「野生人の教育について、あるいは、アヴェロンの野生児の身体的・精神的な初期発達について」という報告書を政府に提出している。その内容は『アヴェロンの野生児（福村出版、1979）』で全文を読むことができる。そこにはさまざまな観察が記述されているが、中でも興味深いのは「手の触覚による運動学習」についての記録である。以下に引用しよう。

「触覚が知的器官だというのは、もっともなことである。それがアヴェロンの野生児の場合、どれほど不完全であるかを知ることは容易である。彼は、物体のさまざまな形を判断するために、その器官を使用したり、物体にもっとよく触れるために、物体のまわりに手指を上手にあてたりするにはほど遠い状態にある。彼は、食べ物を手でつかむ時も、そのやり方がとてもぎこちない。

彼の手指は、触覚の器官としての効力のないままにとどまっている。そのため、彼はこの器官を、視覚の誤りを訂正するのに使おうといった気もさっぱりない。なぜなら、彼は、平面に描かれた物体と、突き出ていたり浮き彫りになった物体とを区別できないように思われるからであり、手を物体の方へ伸ばしてつかもうとしながら目を他のところへそらせたり、なんらかの直接的な意図もなく、目をあちこちにさまよわせるからである。したがって、彼の中に、視覚の存在と触覚のそれとの間の一種の不調和をみることができる。」

「壷の中に栗とどんぐりをいくつか入れ、どちらかの実をヴィクトールに見せ、同じものを壷の底から一つ取り出すよう要求したところ、栗の代りにどんぐりを出したり、どんぐりの代りに栗を出したりしました。そこでこの触覚器官も他の器官と同じ順序で機能訓練する必要が認められました。そのため私は、石と栗、硬貨と鍵といった、形も大きさも非常にまちまちな物体について比較訓練をさせました。触知でこうした物体を区別させるのは、かなり骨が折れました。これらのものが混同されないようになると、リンゴ、クルミ、小石といった、あまり違いの大きくない物体と取り替え、次に栗とどんぐりについて手でこうした吟味をさせました。この比較は、ヴィクトールにとってもう遊びごとに他ならなくなりました。同じようにしてBとR、IとJ、CとGといった、形がとても似ている金属製の文字を比較させることができるようになりました。」

「この種の訓練に大した効果を期待していなかったのですが、それでも注意力を増す上ではかなりの力がありました。触覚で調べるようにと出された物体の形の差異を決めなければならなくなった時、あれほど真剣で落ち着き、考え込んだ様子をしているのを見たことがありません。その様子は、彼の表情全体にゆきわたっていました……。」

これは今から二百年前の記述である。ルードがリハビリ訓練における感覚入力の重要性を指摘したのが一九五〇年代、認知心理学者のギブソンが手のアクティブ・タッチ

（能動的触覚）の論文を書いたのが一九六二年、認知運動療法も一九七〇年代前半に手を触覚器官と捉えることから出発している。近年では作業療法の「ハンド・セラピー」でも一般化している。しかし、現在でも、体幹や足もまた触覚器官であるという認知運動療法の考え方は定着していない。

脳性麻痺児のリハビリテーション治療は、身体と環境との接触から始めるべきである。その接触にどのような意味を与えるかが、子どもの発達の可能性を決めるだろう。身体を無視した子どもの教育に未来はないと思う。

「アヴェロンの野性児」の訳本には旧版と新版があり、神保町の古本屋で旧版が百円で売られていた。間違いではないかと支払うとき少しドキドキした。喫茶ラドリオで読んだ。また、この物語は、フランソワ・トリュフォーによって一九六九年に映画化されている。トリフォーは『大人は判ってくれない』でデビューしたが、彼は弧児だった。少年に人間性を学習させようと努力するイタールをトリュフォー自身が演じている。

子どもの発達とは、手の触覚を使って人間性に目覚めていくプロセスに他ならない。

彼女の微笑

脳が損傷されると「身体の一部が消失してしまう」ことがある。一般の人々には不思議かも知れないが、リハビリテーションの臨床では日常的な現象である。

五〇歳代の女性のSさんは右半球の脳出血（視床出血）を発症して左片麻痺となり、懸命にリハビリテーション中である。

発症以来、左手は思うように動かせないが、筋肉の収縮は可能で手足はある程度は動く。机の上に置かれたコップに向かってぎこちなく左腕を持っていくことは何とか可能だが、手指でコップを掴むことはまったくできない状態である。

臨床の風景を見てみよう。まず、セラピスト（理学療法士）は彼女に椅子に座って目を閉じるように指示する。そして、彼女の麻痺した左腕と左手をセラピストが持ってさまざまな方向にゆっくりと他動的に動かし、ある位置で止める。そして、左腕や左手の空間上の位置と同じ位置に健常な右腕や右手を左右対称の位置に持ってくるように要求する。

すると彼女は右腕を動かさないまま沈黙し、やがて「わからない」と呟いた。三次元空間内で左右の手はまったく異なる位置に存在している。左腕を頭の上に挙上させた状態で、右手で左手を探してみるように指示しても、右手は前方の空間をぐるぐると探索するだけで、左手が上方にあることにはまったく気がつかない。

セラピストは「今、左手はどこにありますか?」と聞く。Sさんは「左の肩が動いているのは何となくわかるけれど、そこから先がどこにあるのかわからないの、半袖のシャツから先が消えているみたいな感じ、あれ、手がないわ、手がない」と、不思議そうに言う。

次にセラピストは、彼女の左腕を下ろし、座った彼女の左の大腿部の上に左手を置く。そこでセラピストは、もう一度「左手は今どこにありますか?」と聞く。Sさんは「わからない」と答える。セラピストは「何か感じませんか?」と聞く。大腿部の感覚麻痺はないので手を置かれると大腿部に何かが接触したことは感じ取れるはずだが、彼女はそれに注意を向けず何も感じないと言っている。セラピストは、左手をそっと少し持ち上げ、「左の大腿部に意識を向けて」と注意を促し、もう一度左手を大腿部の上に置く。すると彼女は「あっ、感じる、何かが触れた！」と言う。そこでセラピストは、彼女の健常な右手を誘導し、大腿部の上に置かれた左手の上に、さらに右手を重ねて置いた。Sさんの左手は大腿部と右手の間にサンドイッチのように挟まれている。

今、彼女の大腿部と右手の間に麻痺した左手がある。大腿部に感覚麻痺はなく、もちろん右手の感覚も正常である。しかし、その大腿部と右手の間に存在している左手は消えている。目を閉じているので左手はないのだ。

セラピストは、そのサンドイッチ状態のままで「左手は今どこにありますか？」ともう一度聞く。彼女は注意を集中し、何かを感じようとしているが答えられない。次に、セラピストは再び「何か感じませんか？」と聞く。すると彼女はしばらく考え込み、突然、何かを発見して驚いたかのように、「待って、あるかもしれない」と言った。そして、彼女は「右手の下に左手があるの？」とセラピストに小声で尋ねた。

そこには視覚的な左手が確かにある。おぼろげな左上肢の感覚の先に、右手が触れている左手がある。今、彼女の損傷を受けた右脳の頭頂葉の左手の体性感覚野は、自分の左手が存在していることを一生懸命感じ取ろうとしているはずだ。

やがて彼女はセラピストに促されて目を開いた。彼女は左手を見つめ、とても嬉しそうに微笑んだ。そして、その微笑みをセラピストに向けた。もう、彼女の左手は消失してはいない。

このように、リハビリテーションの臨床には、自分の身体が、今、「ここにある」ということが感じ取れない、あるいはわからない患者たちがたくさんいる。運動障害に重度な四肢の感覚麻痺を伴った患者たちである。それは手であったり足であったりする。目を閉じると、肩から先が完全に消えていたり、膝と足がぼんやりとしていたりする。

もちろん、そうした患者も目で見れば自分の身体が「どこにある」のかわかる。たとえば、椅子に座っている時に、目で見れば足が「どこにある」のかはわかる。しかし、目を閉じると、足が「ここにある」という感じはない。

それにもかかわらず、多くのセラピストは、椅子から立ち上がるという行為を患者に要求する。頑張って立ち上がることを強要する。

しかし、多くの患者は立ち上がることはできない。なぜなら、足の位置がわからない、膝に対してどの位置に足があるかわからない、足と接触している床の状態がわからない、体重をどこに荷重すればよいかがわからない、どのように筋を収縮すべきかもわからないからである。

結果的に患者は椅子から上手く立ち上がることができない。立位を保持できない。歩行することができない。日常生活での移動ができない。

運動障害によって手足が動かないという背後に、手足が感じ取れないという感覚障害が潜んでいる。

自己の身体感覚が消失すれば、誰も動くことができない。リハビリテーション治療によって、まず取り戻すべきは身体を動かす能力ではなく、身体を感じる能力である。

彼女の微笑が、その価値を表現している。

土佐の夏

土佐（高知）の観光といえば、坂本龍馬の銅像が立つ「桂浜」と清流「四万十川」が有名である。そして、観光客は「鰹のタタキ」の美味しさに驚く。だが、地元の者として言わせてもらうと、最も素晴らしいのは「太平洋」である。

太平洋を実感したければ、大方町に行って「ホエール・ウォッチング」を楽しめばよい。漁船で土佐湾を泳ぐ「クジラ」を探すのである。「よさこい節」では「おらんくの池には潮吹くクジラが泳ぎよる」と唄われている。三百六十度の大海原と広大な青い空の下でのクジラとの出会いは、一生忘れられない体験となるだろう。季節は夏休みがよい。子どもも大喜びする。ただ、異常な暑さなので、麦わら帽子が必要である。

ここで、江戸時代の土佐に想いを馳せてみよう。肌が焼けるような夏のある日、漁村から数十隻の小船が出航する。一隻の小船には七〜八人の「ふんどし姿」の裸の男たちが乗っている。手には長い槍（ヤリ）を持っている。太平洋の大海原に漕ぎ出し、しばらくすると巨大なクジラが泳いでいる。数十隻の漁船はクジラの回りを取り囲み、そしていっせいに何十人もの男たちが海に飛び込み、クジラの背中に乗り、ヤリを突き立てる。クジラは潮を吹き、血みどろになり、暴れ狂うだろう。男たちの何人かは、ヤリを握る手が離れ、クジラの背中から振り落とされ、海に投げ出されて命を落とすだろう。壮絶なクジラと男たちの闘いのドラマが、数時間くり広げられるだろう。

やがて、男たちは勝利し、クジラを漁村の浜辺に運搬する。砂浜では女や子どもたちが歓声を上げて待っている。老人たちも嬉しそうに微笑んでいる。これで数か月、漁村の人々は生きてゆくことができる。クジラの肉や脂や皮は村人に平等に分けられるのだ。だが、悲しみもある。命を落とした男たちの家族の涙である。

かつて、土佐の漁村の人々はこうして生きていた。生きることは自然の恵みを得ることであると同時に、深い悲しみを生み出す自然との闘いでもあったのだ。

土佐の浜辺で生まれ育った僕は、時々、自分が数百年前に生まれていたら、きっとクジラの背中に乗ってヤリを突き立てていたのではないかと想像する。それが数百年後に生まれたばかりに、理学療法士となってリハビリテーション医療の世界で働いている。

どちらが幸福なのだろうか? そんなことは考えても仕方ないことだが、ロマンをもって仕事をしたいと思う。

土佐の夏、相変わらず灼熱の太陽が、海と大地と人々を照らしつづけている。

一九九〇年の手紙

前略　板場先生、沖田先生、阿部先生、御元気ですか。高知には、もう冬の空が広がっている頃と思います。僕の方はフランスでの研修を終了し、この手紙をイタリアのFirenzeで書いています。そして、ここ数日、非常に興奮しています。まずは、僕の話を聞いて下さい。

Milanoで「Perfetti法」という片麻痺の治療に関するイタリア語の本を買い求めました。これが僕の興奮の始まりです。文字や写真を見ても何をやっているのかわかりません。そして、参考文献を見ました。片麻痺の治療の本なのに、最新の大脳生理学の論文が非常に多く含まれているのです。ほとんどが脳の学習に関する生理学実験の論文です。

そこで、Perfetti氏の病院をMilano大学附属病院のセラピストから聞きました。Veneziaに近いSchioという町にPerfetti氏はいることがわかり先週訪問してきました。

病院は大きく、対象疾患はほとんどが中枢神経疾患で、医師とセラピスト十名、工学関係者三名のスタッフです。

片麻痺の治療の指導を三日間受けました。ここでは歩行訓練以外の運動療法は全く行っていません。全ての患者が午前一時間、午後一時間の「Knowing therapy」というのを受けています。これは言葉で非常に表現しにくいのですが、要するに触覚、運動覚、重量覚を利用した「運動のイメージ・トレーニング」です。例えば、目を閉じ、文字や図形の木のパネルに手で触れて、セラピストが動きを介助して患者に当てさせるのです。非常に患者は考え、そして、学習してゆきます。一時間続けるとかなり疲れます。患者が考える（自分の麻痺肢の運動を！）などという訓練がかつてあったでしょうか。これは感覚フィードバック訓練とは違います。フィードバック訓練はこの訓練の後半で取り入れています。こうした訓練の種類が三十種類位あり、訓練室には種々な木工器具があります。そして、静かです。「何だこれは？」「単なるフィードバック訓練ではないか！」と何度も思いました。しかし、説明を聞くと違うのです。脳の訓練なのです。

Dr. Perfetti は『Rehabilitation and learning』という雑誌の編集委員長をしています。ガリレオを生んだ Pisa 大学の医学部を卒業後、神経学者として脳卒中片麻痺の治療を本気で考えている五十歳の男性です。僕には北海道大学医学部生理学教室のJ Tanji先生の「Differences of Neural Responses in Two Cortical Motor Area in Primates」をコピーして下さり、Knowing Therapy の理論背景の重要な研究のひとつであると言いました。motor area のニューロンの電気生理研究です。僕に理解できるはずがありません。

余談ですが、僕はセラピストに「片麻痺が治るはずがない」と言いました。セラピストは「もちろん限界はある。しかし、この方法は最も良い方法だ。」と言いました。そして、「セラピスト自体の意識を変えないといけない」とも言いました。彼は、というのは、そのセラピストのことですが、イタリア語はもちろんフランス語、英語がペラペラで、非常に勉強しています。ちなみに、ここの訓練室には床反力計はあるのに短下肢装具はひとつもありません。治療期間は一応六か月がメドであり、効果判定の論文はセラピストが準備中だとのことでした。

信じて頂けるでしょうか。これは非常に重要な問題です。もし、効果があれば、PT・OTを含めた、脳卒中片麻痺と脳性麻痺（ここではCPもこの方法で治療している）の治療手技が全て変わります。現に、ここでは機能訓練はまったく行っていません。そのようなアプローチは「Old fashioned theories」なのだそうです。

僕は、一応、二冊の出版されている本（イタリア語）、雑誌（英文含むが少し古い）、ビデオ（理論の解説中心）を入手し、多くのスライドを撮って来ました。今は、この方法がイタリアでどの程度受け入れられているかを調べています。

片麻痺が治るかも知れません！「そんなことはない！」とも思います。しかし、Perfetti氏は天才なのかも知れない？などとも考えてしまいます。訓練方法は三日間でマスター出来ましたが、理論が僕には高度すぎて理解できないのです。帰国後、詳しく報告しますが、もし、効果があれば、僕の、というより、日本のセラピスト、世界のセラピストが本気で勉強し、実践しなければならない方法です。そして、逆にセラピストは必要なくなって来ます。方法は簡素で誰にでも出来るのです。イメージの反復なのです。重要な点は！つまり、この方法は、恐らく最もシンプルで効果的な「運動学習」なのです。

突然、このような手紙を書いてすみませんが、数日来、大変興奮しています。夏に沖田先生から送って頂いた大江健三郎の「治療塔」という本のストーリーは、地球を離れた人類が、他の惑星で治療塔と呼ばれる「人間を若返えらせる部屋」を発見して帰ってくるというものでしたが、僕に取ってPerfetti法はまさに「治療塔」です。これを持って日本に帰ります。今は、この方法が「片麻痺患者の麻痺肢を本当に少しでも回復させることができるものであってほしい」と願うのみです。

Firenze は本当に美しい街です。レオナルド・ダ・ヴィンチやミケランジェロの作品を見ていると、天才が存在するかも知れないと思ってしまいます。Perfetti 氏が天才なのか否か、それは帰国して、皆さんと共に勉強してゆきながら判断したいと思います。

板場先生、沖田先生、阿部先生、僕の夢のような話よりも、毎日の仕事が忙しくて大変かと思います。十二月には帰国予定ですので、御自愛下さい。僕は残りの日々をまだ楽しみます。イタリアの次はドイツかスペインのセラピストと出会うことになると思います。

フランスでの研修については、奈良先生より協会ニュースへの依頼があり、視察した内容を『フランスにおける理学療法の現状について』と題して送りました。

それでは、お元気で。

宮本省三
1990. 11. 11
フィレンツェにて

患者さんからの手紙

三月二日に書店にて『脳のなかの身体』を購入しました。

私は十一月二日に脳出血（右被殻出血）を発症し、左半身麻痺になりました。感覚障害もあるので苦労しています。

自己紹介をします。MM、〇〇歳、看護学生でした。そろそろ退院をする時期に来たのですが先生の本を読んでとても興奮しました。希望をみつけたのです。

毎日、運動療法をしています。というかさせられていると言った方がいいでしょうか……。

しかし、私は、はじめ急性期病棟に居た時からずっと疑問を感じていました。もともと左上肢・下肢はとてもすばらしく活躍し、毎日働いていました。しかし脳の損傷で動かなくなったのに、なぜ脳にアプローチするようなリハビリではないのだろうかと……。

もちろん左上肢・下肢に刺激を与えることによって脳に伝達させているのだと思います。しかし、今現在の私は、左下肢の足の内反が強いために大きな装具をつけさせられることになったのです。リハビリをはじめた頃は、こんなに筋緊張は高くなく、装具なしでもいけるのではと言われていたのです。しかし、かれこれ装具を四種類ほどとっかえひっかえつけられて、頭が混乱しているとのではと思うほど、身体の動きがぎこちなくなりました。

先生の本に書いてある通りの運動療法の結果が今の私なのです。装具をつけなくても、足の内反を予防したいと思う気持ちが強いのです。認知運動療法をためしてみたいのです。本当に、今、私が毎日受けているリハビリはどうなのか、先生の本を読んでからは疑問をもつしかないのです。「もう装具を作ったから、社会復帰ができるね」なんて、何を考えているのか……。

私は、今入院している病院でヘルパーをしていました。午前中仕事をして、午後は学校に通っていました。自分の病気についても調べました。外泊した時にはネットで同じ病気で苦しむ方々のブログをみて勇気をもらいました。

時間がかかっても回復していくことを実感したいのです。先生の考えは、私を救ってくれると思ったら、手紙を書くしかないと思いました。週末にはネットで調べて認知運動療法を受けれる方法を知りたいと思います。もし、多忙だとは思いますが、苦しんでいる私の仲間の為にも、返事を頂けたらと本当に願っています。お願いします。助けてください。

片麻痺患者は、毎日、悩んでいます。疑問を持っています。今のリハビリ制度に、そして無知なナースが山ほどいるのが実情です。病院経営にやっきになっている院長、看護部長……、私は来年、看護学校に復学する事を目標にしています。

お願いします。助けて下さい。

平成二十年三月六日

この患者さんからの手紙を読んで、自分の無力さに思わず涙が出そうになる。何とも言えない怒りとくやしさが込み上げて来る。胸がいっぱいになる。そして、もっともっと、勉強しなければならないと思う。もっともっと努力しなければならないと思う。そして、僕は返事を書いた。

バッテリー

プロ野球（阪神タイガース）のエースになるのが子供の頃の夢だった。小学三年生から少年野球を始めた。中学三年の夏の最後の県大会でエースとして優勝候補を相手に一本のヒットも打たせず抑えたものの、フォアボールで出塁させ、味方のエラーで一対〇で敗れ去るまで、数え切れないほどボールを投げた経験がある。特に、この中学三年の夏前の練習では本当に投げた。一日で四百球投げた日もあった。だから、運動イメージの想起で最も得意なのは野球のピッチャーの投球動作の視覚イメージだ。今でも脳の中で、手指でどのようにボールを握るのか、マウンドのプレートにどのように足を置くのか、さまざまな投球動作（フォーム）、そして最後のボールのリリースの瞬間まで、無数の投球動作の視覚イメージを想起することができる。

一年程前、一人の友人が病気で突然死んだ。子どもが一人残された。葬儀が終わり、何も無かったかのように、日々は過ぎていった。

僕が自分自身の脳の変化に気づいたのは最近のことである。運動イメージの講義をしたり論文を書く時に、よく投球動作の運動イメージを想起するのだが、それまでは自分の投球動作の視覚イメージがいつも出現していた。ところが最近、その投球動作の後にボールが投げられ、それを受けるキャッチャーの姿も必ず想起していることに気づいた。この無意識的な視覚イメージは強固で、今では投球動作のイメージとセットになっている。視覚イメージが記憶として脳に定着したと言うより、逆に忘れていた記憶が視覚イメージとして脳に定着したという感じである。

中学三年の夏、僕が投げるボールを受けてくれていた人間がいたのだ。長い間、本当に長い間、僕の脳はそのことを忘れていた。何年も自分の投球動作の視覚イメージばかり想起していた。

僕らはバッテリーだったのだ。

あの頃、僕らは一緒に甲子園を夢見ていた。今、脳裡に浮かぶのは、彼のキャッチャー・ミットを手にした笑顔と、彼が好きだった井上陽水の「氷の世界」というアルバムに入っている何曲かの歌と、当時の彼の恋人の姿である。それ以降の彼の人生は、僕の脳にとって空白である。
人間にはイメージを想起する特殊な能力がある。
だから、悲しみや悔しさが、時間を超えて、不意にやってくることがある。

月光はスィングの彼方に

――ある天才ピアニストへのオマージュ

天才ジャズピアニストの本田竹曠（五十九歳）が死んだ。先日、その新聞記事を読んで三十年前の熱い記憶が蘇った。

彼が高知でコンサートを開いたのは、僕が高校二年の時だった。何と表現すればよいのだろう。彼のピアノはアメリカから輸入したいわゆるジャズ（JAZZ）ではなかった。スィング感の奥底に、何とも言えない「歌心」があるのだ。手指の奏でるピアノの音が人間の歌う声のように心に響くのである。彼の天才性は、「ピアノで歌う」という奇跡のような手指のタッチにある。彼は、キース・ジャレット、ビル・エバンス、ダラー・ブランド、菅野邦彦、山本剛らと共に、当時の、僕のヒーローの一人であった。

コンサートが終わって、僕は楽屋を訪ねた。今考えると勇気があったものだと思う。彼は田舎の高校生の僕をくしゃくしゃの笑顔で迎え入れ、バンダナにサインしてくれた。

「しょうぞうへ、with my soul. TAKEHIRO HONDA」と。

嬉しかった。翌日、学校に行っても、この感動を語り合える友人は一人もいなかった。僕は孤独だった。その孤独な心だからこそ、僕は彼のピアノの響きの奥底に漂う歌心を聞き取れていたのではないかと、今では思う。

「ジャズはもう死んだ」という言葉がある。時代は流れる。当時、すり切れるほど聞いた彼のレコード「THIS IS HONDA」はどこにいったのだろうか。

新聞は、晩年の彼が脳出血となり片麻痺となっていたことを報じていた。彼は左半身が不随になったが、それをリハビリ場にあったピアノ練習で克服してきた。彼の脳出血からの復活コンサートは二〇〇五年七月三十一日東京紀尾井ホールであったらしい。朝日新聞（二〇〇五年八月四日夕刊）には「月光はスィングの彼方に」と題したコラムが掲載されている。

彼は片足をひきながらステージに現れ、ゆっくりと合掌して鍵盤に手を伸ばした。そして、ベートーベンの「月光」に挑んだ。五分後、第一楽章だけを弾き終えると演奏を中断し、頭を下げた。プロの演奏家としては、あり得ない演奏中止である。彼は謝り、その後曲目をジャズに変えて、繊細で力のこもった演奏を行ったという。こんなに弾けるのに、なぜ月光を途中で止めたのか。コラムには、「プロとして、自分の演奏にどうしても納得できなかったのだろう。才能があるばかりに、彼は厳しい道に入る。音楽家はその道に没頭し、生活を犠牲にしても自分の音を追及する。」と書かれてあった。

それにしても、なぜベートーベンの「月光」なのか?と思う。自由奔放にどんなジャンルの音楽でも我流に弾きこなしてきた彼だが、最後になぜジャズの対極にあるクラシックなのか? 自分の才能がクラシック曲をも凌駕できることを最後に確認したかったのだろうか? ジャズというある種「日陰」で生きて来た自分が、クラシックを弾きこなせるにもかかわらず、自らの意思でジャズという音楽と生きたことを肯定するためなのか? しかし、それが第一楽章で中断であれば、技巧としてジャズはクラシックに敗北することにならないか?

決して、そうではないだろう。彼は、麻痺した手を使って、復活の、リハビリテーションの証として「月光」を選んだ。ピアニストが手指の動きを奪われることは死刑判決に等しい。彼は、その恐怖と戦った。そのリハビリテーションの過程で感じた、彼の自らの人生についての、記憶の触感が、「月光」のメロディにマッチしていたのだ。もし、その時、彼の脳裡に歌謡曲が想起されていたら、彼は歌謡曲を復活コンサートで弾いていただろう。ただ、それだけのことのように思う。彼のピアノは、ジャンルや曲に支配されない自由奔放なものだ。アメリカのヒッピー文化と日本の学生運動の時代の息吹を吸収した、彼の感性が奏でる音は、何を弾いても「本田のタッチ」なのだから。

友人の内田成男氏から聞いたこんなエピソードがある。吉祥寺か国立の小さなジャズ喫茶でのコンサートに、彼は二時間近く遅れて到着したらしい。帰らなかった観客も素晴らしいが、彼は謝った後、三時間ぶっ通しで「弾きまくった」という。これをジャズ・ファンは、本田が「歌いまくった」と言う。彼のピアノは、信じてもらえないかも知れないが、本当に「歌う」のである。

僕の脳裡に浮かぶのは、彼のリハビリテーション訓練室での姿である。できることなら、彼の治療を担当したかった。高校時代のことなど、色々な話をしながら、彼の手指に認知運動療法を適用したかった。

彼は、ピアニストとして幸福な人生を送ったと思う。

日本が生んだ一人の天才が、ピアノの音だけを残して死んだ。

最後のリサイタルは「My Piano My Life 05 HONDA TAKEHIRO」であった。合掌。

遠い日の記憶

「その一瞬は何も覚えていない」と、彼は言った。ある日の早朝、彼は一人で愛車に乗り、高速道路を走行して、彼女の住む街に向かっていた。その後、気がつくと、病室のベッドにいた。そして、四肢麻痺となっていた。「早起きしたので、少し運転中に眠かったような記憶はある」と彼は付け加えたが、「交通事故のことは記憶にない」と言う。だから、「その一瞬のことは、何も覚えていない」のだ。

一方、彼には頸髄損傷による四肢麻痺という現実がある。リハビリテーション訓練室で二人で一緒に座位保持の練習をしている。頸髄のＣ５／６間の完全損傷であり、頸の運動、肩の挙上、肘の屈曲、手首の伸展は可能だが、それ以外の随意運動はできない。介助して座位をとらせても上手く身体を保持できない。体幹や下肢の筋はすべて完全に麻痺している。座位で頸を少しでも動かすと重心が移動して急激に倒れてしまう。両手の手指を屈曲して手掌を床に接触させ、肘を伸展位にロックして、座位を安定させる練習を繰り返している。自力で寝返りもできないし、車椅子に移動することもできない。

頸髄損傷後の四肢麻痺は回復しない。残された筋肉を強化して、いくつかの限られた動作を獲得させる必要がある。徒手筋力検査（ＭＭＴ）を行い、肩甲帯筋（僧帽筋、菱形筋、前鋸筋など）、大胸筋、広背筋、三角筋、上腕二頭筋、手関節背屈筋などを強化しなければならない。彼を、寝たきりにしてはならない。ほぼ全介助が必要であるにせよ、僅かな手の動きでも制御可能な電動車椅子を使って生活させることが、僕が果たすべき仕事であった。

彼はもう三十年以上も前に、理学療法士の卵であった僕が地方都市の病院での臨床実習で担当した患者である。当時、彼は十九歳、僕は二十一歳だった。年齢が近いせいもあって、訓練中に色々と話をした。彼は自分の居眠り運転で交通事故を起こし、四肢麻痺となってしまったという現実を、「決して動かない現実」として理解していたが、元気がなかった。

そして、彼を励ます術を僕は持っていなかった。僕には頸髄損傷のレベルによって獲得可能な動作についての解剖学や運動学の知識と、それを実現するための運動療法についての拙い技術があった。大切なことは教科書や文献に書かれている。それはC5／6間の頸髄損傷の動作到達レベルに持ってゆくことだった。そうしなければ僕の運動療法は効果があるとは言えないのだから……。

いや、彼を励ます術を持たなかったというよりも、僕自身にそんな言葉を口にする気が無かったと言った方が正しいように思う。二十一歳の僕は、彼に「元気を出せよ」などと軽い言葉をかけても意味がないと思っていた。そんな言葉が彼にとって無意味であることを直感的に理解していたのだと思う。それ程、四肢麻痺という現実が彼の人生にとって重い宣告であることを、僕は知識としては知っていた。そして、この不条理な人生に対して、僕は沈黙を選んでいた。いや、それは単なる知識として知っているだけだったのだが、決して「元気を出せよ」とは口にしないことを意識的に選択したということだったのかも知れない。

そして、ここからは僕の空想になるのだが、当時の彼には二つの苦悩があったように思う。もちろん一つは四肢麻痺という現実である。頸髄損傷による四肢麻痺が回復しないという現実は、これからの長い人生をそうした身体として生きて行かなければならないことを物語っていた。もう一つは、彼が自分自身の居眠り運転によって交通事故を起こし、四肢麻痺となってしまったことの解釈である。誰か他者の加害者がいるわけではなく、その原因は自分自身にあったのだが、そのことが彼に二重の苦悩をもたらしているように思えた。

つまり、自分自身を責めるのである。しかも、その一瞬は何も覚えていないにもかかわらず、取り返しのつかないことになってしまっている。その一瞬で人生が大きく変化したのだが、その一瞬のことは自分自身が何も知らない。彼はただ高速道路で車を運転していただけである。ほんのわずかな意識の「空白」が、何の記憶もない「無」の時間が、彼の後悔の念としてある。

さらに、この自分自身を責める気持ちが、母親に対する「申し訳なさ」と強固に結びついている。彼の母親は息子の障害を受け入れ、励まし、協力して一緒に生きようとしていた。だが、彼は、自分がそうした悲しみを母親に与えていること自体に対して、自分自身を責めるのである。自分自身と母親という二重の苦悩が彼を憂鬱にさせていた。だから、元気がなかった。本当のところは知らないが、これが僕が彼を担当して想う彼の苦悩についての空想であった。しかし、実際の彼は、母親が見舞いに来ても、特別な感情の変化は見せなかった。母親の表情も淡々としていた。だから、この空想は僕の妄想だったのかも知れない。

もう随分前の、ある患者の想い出だが、この妄想はセラピストになろうとしていた僕の心に「ある種の感情」を植え付けた。つまり、僕は「四肢麻痺に対して強い怒りの感情をもった」のである。同時に、自分のセラピストとしてのどうしようもない無力さを感じた。そして、リハビリテーションというのは安易な仕事ではないと自覚した。

今、この文章を書きながら思い出したエピソードがある。ある日、彼が僕に「タバコを吸うのか?」と聞いたことがあった。その日、僕はたまたまポケットにタバコを入れていた。訓練が終わって病室に帰る時、車椅子を押しながら廊下のドアから外の庭に出て、臨床指導者や病院の職員に見つからないように、大きな樹の下に隠れて一緒にタバコを吸った。

彼はタバコを手で摑めないので、僕が口に持っていって吸わせた。彼は上手く肺まで吸い込まなかった。口で何度か吸って、苦笑いした。つまらないことだが、多分、二人は遊び心をもっていたのだ。僕らは何も語り合わなかった。ただ、しばらくして、僕は年上なので、「タバコを吸うなら、ジャズでも聴いたらいいわ」と言った。上手く説明できないが、これから彼が生きてゆく上で、音楽を好きになればいいのではないかと、ただ、単にその時そう思っただけだった。そこに深い意味はない。

彼は、臨床実習後に退院し、新たな生活へと旅立って行ったようだ。彼とはほんの数か月をリハビリテーション訓練室で共に過ごしたに過ぎない。それ以来会っていない。連絡もとっていない。今どこにいるのかも知らないし、どんな人生を過ごしているのかも知らない。

この遠い日の記憶には、言葉にできない〝何か〟がある。その何かが、今でも時々、〝怒りを忘れるな〟と呼びかけてくる。

患者さんに教えられたこと

――ある認知症患者との対話から

リハビリテーションの臨床には、治療が困難を極める患者さんたちが大勢いる。脳卒中後に重篤な左片麻痺を発症したKさん（七十歳）もその一人だ。彼女の入院生活はもう一年以上ずっと全介助で、リハビリテーション室にも看護師と一緒に車椅子でやってくる。意識は明瞭でセラピストのあいさつや呼びかけには反応するが、状況に応じた会話はまったくできない。勝手な意味不明なことばかり言っている。運動療法もまったく進展していない。車椅子から広い治療用ベッドに介助して移そうとしても、自分の左下肢で床を踏ん張ることはしない。何とか介助して座らそうとしても、身体が傾いた方に倒れてゆく。時々、座ることができるが、その姿勢は前屈して背中を丸めており体幹を直立させようとはしない。上肢は完全麻痺で異常な筋緊張が出現しており、常に屈曲位をとっている。もちろん、自力で立ち上がったり、歩いたりすることはできない。転院先や家族の受け入れもなく、長期入院が続いている。そして、さらなる問題がある。重度な認知症を合併しているのだ。長谷川式痴呆スケールは〇点だという。コミュニケーションがとれず、セラピストの言語指示は入らず、意思疎通がとれない。

発症以来、Kさんには伝統的な運動療法が行われていた。関節可動域訓練と座位バランス訓練などだ。担当していたセラピストが限界を感じて認知運動療法で何とかならないかと相談に来た。そこでKさんと面会した。そして、僕は、驚くべき言葉を投げかけられることになる。

僕は車椅子に座ったままのKさんと向かい合い、彼女を観察する。まず、流涎がひどい。嚥下訓練のプログラムが必要だろうと思う。高次脳機能障害、特に半側空間無視を疑う。頭を右に向けている。首の筋肉を触診すると胸鎖乳突筋の筋緊張に左右差がある。しかし、僕が他動的に右手を左手に触れさせると、そのまま右手で左手を摑んで左肘を動かした。強い半側空間無視はないようだ。担当セラピストによれば発症して数か月は右ばかり向いていたとのことだが、認知症のために詳細な検査は困難だったという。とにかく、この状況では、座位の獲得を目標に治療を進めてゆくしかないように思えた。だが、従来の運動療法による方法論は既に失敗している。そこで認知運動療法による治療を考えなくてはならない。僕の意見は、「Kさんに自分の身体をもっと感じてもらう状況を作ろう」というものだった。

そこで試しに、ある方法を思いついた。まず、車椅子の前にテーブルを持ってきて、小さな積み木を三個用意した。積み木は同じ円柱形で、手で三個握れるぐらいの大きさだ。

今、Kさんの目の前に、三個の積み木がある。僕は「積み木はテーブルの上に何個ありますか?」と尋ねた。すると、彼女は「三個」と答えた。

次に、僕はテーブルの上の積み木を二個にして、「積み木は何個ありますか?」と尋ねた。彼女は「三個」と答えた。次に、僕はテーブルの上の積み木を一個にして、「積み木は何個ありますか?」と尋ねた。彼女は「三個」と答えた。次に、僕はテーブルの上の積み木を二個にして、それを指差しながら、「いいですか。ここと、ここに、積み木がありますね。積み木は全部でいくつありますか?」と尋ねた。彼女は「三個」と答えた。

そこで僕は考えた。僕はKさんの目をアイマスクで閉じさせ、右手に積み木を一個握らせ、「手の中に積み木は何個ありますか?」と尋ねた。彼女は「三個」と答えた。次に、僕は右手に積み木を二個握らせ、「手の中に積み木は何個ありますか?」と尋ねた。彼女は「三個」と答えた。次に、僕は右手に積み木を三個握らせ、「手の中に積み木は何個ありますか?」と尋ねた。彼女は「三個」と答えた。

僕の考えは、身体に触れる物体の数を計算させることで、自分の身体を感じさせることはできないだろうか。そして、視覚世界と体性感覚の情報変換という認識に気づかすことはできないだろうか……といったものだった。ところが、彼女はすべて「三個」だと言う。

しかし、僕はまだ諦めなかった。それからもしつこくテーブルの上の積み木の数や、手の中の積み木の数を、何回も何回も尋ねた。それでも彼女は、何回も何回も何回も「三個」と答え続けた。その時間は十分近くにもなった。そして、僕は、Kさんから驚くべき言葉を投げかけられることになる。

突然、彼女は僕にこう言ったのだ。

「バカか！」と。

目の前に積み木が何個あるかを視覚的に数えることができない患者さんがいる。患者さんは学習者（生徒）に喩えることができる。一方、その患者さんに積み木が何個あるかを体性感覚で数えさせようとするセラピストがいる。セラピストは教育者（教師）に喩えることができる。長い間、そう考えていたが、このバカな教師は学生に教えられている。

僕は、その瞬間、上手く言えないけれど、何かを悟ったように思う。

だから、Kさんに「ありがとう」と言った。

すると、彼女は「どういたしまして」と返答した。

あるものの代わりにある何か

人間の脳には何かを「表象（representation）」する機能がある。表象という言葉は代理や再現といった意味でも使われる。医学の世界で有名なのはペンフィールドの「ホムンクルス」であろう。彼は人間の大脳皮質を電気刺激し、そのニューロン配置としての身体が運動野や感覚野に表象（＝身体部位再現）されていると主張したが、それは実際の身体ではない。

一方、ペルフェッティは、脳の表象を「あるものの代わりにある何か」と定義し、画家のルネ・マグリット（René Magritte）の作品『イメージの裏切り』を例に取り上げている。キャンバスにパイプを描き、その下に「これはパイプではない」とフランス語で書いている作品である。彼は、それについて次のように述べている。

もちろんパイプは非常にリアルに描かれている。この作品は「どんなにリアルに描かれていても、それは一つの解釈に過ぎない」ということを言いたいのであろう。絵に描かれているのはパイプの「表象」、すなわち画家がどのようにパイプを見ているかということであり、パイプそのものではないということである。

（『脳のリハビリテーション』協同医書出版社、2005）

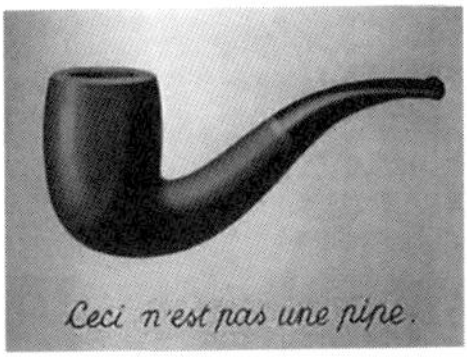

図　これはパイプではない
（イメージの裏切り、Renè Magritte, 1928）

哲学者のフーコーもまた、『言葉と物』という本で、この「パイプの絵と文字」の関係性について論じている。そして、「マグリットは類似から相似を切り離した上で、後者を前者に対立させている」と分析している。この〝類似（ルサンブランス）〟と〝相似（シミリチュード）〟の違いは非常に興味深い。そして、美術評論家の岡田温司によれば、類似と相似は次のように違う。

「類似」においてはオリジナルとコピーの区別が大前提とされ、何に似ていても何に属しているのかという、帰属と序列とが問題となる。これに対して、「相似」では、始まりも終わりもなく、いかなる秩序にも従わず、僅かな差異から僅かな差異へと拡がってゆく系列をなして展開される。

（『ジョルジョ・モランディ』平凡社新書、2011）

つまり、類似と相似は「何かが何かに似ている」という点では同様だが、実はまったく似ている意味が違うということだ。

類似の場合、ある対象（モデル）があり、その対象にもう一つの対象の姿や形が似ているということである。誰かの顔が自分の顔に似ているとか、人間の顔は犬の顔に似ているとか、顔の丸さはリンゴの丸さに似ているといった具合である。これを一般的には

「再現＝表象」という。

これに対して、相似の場合、ある対象ともう一つの対象とが、何らかのイメージとイメージとの関係性として似ているということである。たとえば、二つの絵画を比較する場合、絵画に描かれた姿や形はそれぞれまったく違うが、そのどちらの絵も「明るいイメージ」が想起される場合、それは相似の関係にある。それは2つの対象がどれだけ客観的に似ているかということでは決してない。関係性のイメージが重要なのであり、その似ているという意味には主観的な感覚印象も含まれる。

リハビリテーションの臨床で類似と相似が重要となるのは、患者に「運動イメージ」の想起を求める時である。運動イメージとは、実際に運動を遂行せずに、脳の中の身体を動かすことである。運動イメージが想起できなければ実際の運動を遂行することはできない。運動イメージの想起は、運動麻痺の回復や行為の遂行といった運動学習に必須の「脳内シミュレーション」であると言える。

そして、近年の脳科学は、この運動イメージと実際に運動を遂行する時の脳の活性化領域が似ていることを明らかにしている。どちらであっても頭頂葉、前頭葉の運動関連領域（補足運動野や運動前野）、小脳などが働く。運動イメージと実際に運動を遂行する時の脳の活性化が似ているのは、この二つが類似しているからである。また、その時に活性化する脳の領域も類似している。

しかしながら、よく考えてみると、現実には運動イメージと実際に運動を遂行することは類似してはいない。一方は身体が物理的に動いておらず、一方は身体が物理的に動いており、明らかに似ているとは言えないからだ。

ところが、心的には似ているように感じる。なぜなら、運動イメージには視覚イメージと体性感覚イメージとがあるが、いずれの場合も実際の運動を遂行する時と同じ感覚印象が想起されるからである。運動イメージとは単に身体を脳の中で動かすことではなく、その動きの視覚や体性感覚（触覚や運動覚）を動かしているということである。運動イメージと実際の運動を遂行することは、動きの感覚の心的操作という点では似ているのである。

つまり、この動きの感覚が似ているのは、二つの関係性が印象として相似しているからである。運動イメージと実際の運動を遂行することとが似ているという意味は、主観的な感覚印象として似ているのであり、それは類似ではなく相似していると解釈できる。

そして、ここからは想像なのだが、脳の表象である運動野や感覚野のホムンクルスと実際の身体とは相似の関係性なのではないだろうか？　それを類似の関係性と捉えているために脳科学者はホムンクルスの謎を解くことが出来ないのではないだろうか。ＰＥＴやｆＭＲＩなどの脳画像装置を使っていくら脳活動を分析しても、そこで分析されるのは脳活動と外部世界との類似的な関係性である。脳画像に主観的な意味である相似の関係性は映らない。

ところが、我々は実生活において類似と相似を常に利用して生きている。ある一枚のカラフルな絵を見て色彩的に「明るい」と思うことは、別の一枚のカラフルな絵を見ても色彩的に「明るい」と思うことに似ている。これは類似である。

一方、ある一枚の絵を見て「明るい」と感じることは、ある人の笑顔を見て「明るい」と思うこと、音楽や文章が「明るい」と思うこと、社会が「明るい」と思うこと、人生が「明るい」と思うことに似ている。これは相似である。

したがって、脳の表象がこれほど実生活において相似を使っているのなら、運動野や感覚野のホムンクルスは外部世界の身体を相似している可能性があるのではないだろうか。そして、これは脳科学に本質的な再考を促す「ホムンクルスをめぐる思考のパラダイム転換」ではないだろうか。

こんなことを書いても科学者たちは誰も信用しないだろう。しかし、長い間、僕は僕なりに脳科学の論文を読み、「運動麻痺の回復には運動イメージの想起が必要である」と主張して来た。そして、僕は「脳の表象は外部世界と相似の関係性にある」と考えるに至った。

もう少し厳密に言うと、脳の表象が外部世界と類似の関係にあるのは第一次運動野、第一次感覚野、第一次視覚野、第一次聴覚野などの、ごく一部に過ぎない。これら第一次レベルで既に相似の関係性は始まっている。第二次領域や頭頂葉連合野、後頭葉連合、側頭葉連合野、前頭葉連合野などはすべて相似の関係性である。なぜなら、そこには外部世界の意味が関わっているからである。

外部世界には物体と出来事がある。この物体と出来事に意味を与えることが大脳皮質の認知機能であるなら、その認知機能は類似的な認知から相似的な認知へと進化する必要がある。言語の獲得と理解がその典型であろう。そうした進化圧が加わらなければ、人間にとって外部世界は単純なままであり、その複雑さは認知できない。あるいは、複雑な社会をつくれなかったはずだ。

人間の脳は、認知的な脳の表象機能によって外部世界を複雑化し、自己の生存と社会適応の可能性を驚異的に高めているのである。そして、それを可能にしているのが未来を予期するイメージの想起能力であろう。

サルトルによれば、イメージとは「意識を非現実化する偉大な機能」である。つまり、脳の表象は「現実世界の投影」ではない。マグリットの絵が表象しているように、イメージは「裏切り」に出会うことも多いが、「創造の源」である。バレーラも「認知とは世界を知ることではなく、世界を生み出すことである」と言っている。

リハビリテーションの臨床において、患者に運動イメージの想起を要求しない治療は、人間に対する治療ではないと断言したい。

メタモルフォーゼ

フランツ・カフカ（Franz Kafka）の『変身（Die Verwandlung, 1915）』は、とんでもない異常事態から始まっている。

　ある朝、グレーゴル・ザムザがなにか気がかりな夢から目をさますと、自分が寝床の中で一匹の巨大な虫に変っているのを発見した。彼は鎧のように堅い背を下にして、あおむけに横たわっていた。頭をすこし持ちあげると、アーチのようにふくらんだ褐色の腹が見える。腹の上には横に幾本かの筋がついていて、筋の部分はくぼんでいる。腹のふくらんでいるところにかかっている布団はいまにもずり落ちそうになっていた。たくさんの足が彼の目の前に頼りなげにぴくぴく動いていた。胴体の大きさにくらべて、足はひどく細かった。

「これはいったいどうしたことだ」と彼は思った。夢ではない。

なぜ、人間が虫になってしまったのか？　物語は謎のまま不気味に進行してゆく。気になるのは虫の足の動きについての記述である。

グレーゴルには右を下にして寝る習慣があったが、現在のような体の状態ではそれはできない相談であった。どんなに一所懸命になって右を下にしようとしても、そのたびごとにぐらりぐらりと体が揺れて結局もとのあおむけの姿勢にもどってしまう。百回もそうしようと試みただろうか。そのあいだも目はつぶったままであった。目をあけていると、もぞもぞ動いているたくさんの足がいやでも見えてしまうからだ。

起きあがるには腕や手の助けを借りなければならないのに、その腕や手のかわりに現在あるのはたえずてんでんばらばらに動くたくさんの小さな足しかなく、またその足さえも彼の思いどおりにはならなかった。たとえば一本の足を折りまげようとすると、その足はまずぐっと伸びる。それでもどうにかこうにかその一本の足を使って自分のしようと思ったことをしとげても、そのあいだじゅうほかの全部の足どもは、まるでやっと解きはなたれたとでもいうように、いたいたしく大騒ぎをやっていた。

グレーゴルは現在どうすれば自分の体を動かすことができるのか、それをまだまったく知らなかったし、また、たとい自分がなにかしゃべったところでおそらくは、いや十中の八九はまたもや相手にわかってはもらえまい。……しかしグレーゴルは、体をささえてくれるものをむなしく求めながら、小さな叫び声をあげて腹這いに倒れた。その瞬間、彼はこの朝はじめて体が楽になるのを感じた。足どもはいまこそはじめて床を踏まえていたし、グレーゴルの意のままになってくれる。そうと知って彼は喜んだ。それどころか足どもはグレーゴルの向おうとするほうへ彼を運んで行こうとした。彼は這いまわりはじめた。

（高橋義孝訳、新潮社、一九五二より引用）

ここから読者としての想像力を働かせてみる。小説が作者の意図を超えて読者の想像力に働きかけることはよくあることだ。もちろん、この小説は人間が虫になってしまった時の足の運動制御能力を主題としたものではない。しかし、突然、自分の身体が運動制御不能になった時、どのように動作を学習してゆくのかという視点で読むと新しい発見がある。

まず、虫になった当初、たくさんの足を動かそうと一生懸命に練習する状況が記述されている。その時、主人公のグレーゴルは目を閉じている。もぞもぞ動いているたくさんの足を見ていると、それぞれの足の動きを感じ取ることができないからである。

次に、思うように動かせなかった足を使って「這う」という行為が可能となるまでのプロセスが記述されている。足のバラバラな動きを感じ取った後、足が床と接触した瞬間に、這うという行為が一瞬にして可能となっている。

ここから「まず目を閉じて自己の手足の運動を感じとり、次に外部世界の物体を知覚することが、身体を支えてくれる床の上での行為を生み出す前提条件である」という運動学習の基本原則を読み取ることができる。

だが、この小説の本質はもっと他にある。それは虫となったグレーゴルの身体の動きがすべて三人称言語で描写されている点だ。なぜ一人称言語で書かれていないのだろうか。

おそらく、カフカは意図的に一人称としての身体意識の変容を書かないことによって、自己の心は変わらず自己の身体のみが変わるという「メタモルフォーゼ（metamorphose＝変身）」を生じさせている。この事態は心身二元論では生じても心身一元論では生じない。自己としての私が保持されたまま、心と身体が完全に分離している。

つまり、実は、虫はカフカなのである。だからカフカはグレーゴルの身体意識を言語記述しなかったのではないか。一人称言語の身体意識を書いてしまうと、虫はグレーゴルになってしまう。視覚的な身体だけのメタモルフォーゼを生じさせ、心のメタモルフォーゼは読者のイメージ喚起に委ねているのである。

また、彼は本の装丁に変身した虫の絵を描くことを断固拒否している。その結果、読者の脳の中には想像上の虫の身体が出現する。そんな秘密が、この小説の手法に潜んでいるように思う。

カフカの『変身』には、虫になったグレーゴルの身体意識が書かれていない。虫の身体意識はカフカしか知らない。虫の身体の動きは三人称言語で記述されている。しかし、身体意識を一人称言語で記述しない限り、誰もその心の世界を理解できない。

その心は、自らの身体が虫になってしまったことに何も動揺せず、仕事への対処や家族の心理ばかり考えている。一見、社会的な問題発生後の適切な心的反応のようだが、変身したら心はどうなってしまうのかという問題の核心は、完全に無視されたまま、事態は着々と進行してゆく。

ここに『変身』の真の不気味さが潜んでいる。つまり、読者はグレーゴルの身体意識の変容を理解できないため、この小説を読むと無意識的に〝恐怖〟を感じるのである。ある日、突然、運動麻痺や感覚麻痺を来たすことはメタモルフォーゼと同義な現象であろう。患者の身体意識の病理を知るためには、患者の発する〝身体の声（一人称言語）〟に耳を澄ます必要がある。

それが苦悩している患者を理解するための唯一の手段である。

運動メロディは知覚の旋律である

イタリアの古い街、たとえばパドヴァやヴェネチアの狭い路地を歩き回っていると、石畳を感じつづけている自分に気づくことがある。石畳の地面は日本のようにアスファルトで平坦に固められた感触ではない。ゴツゴツとした不揃いな固さの感触である。そして、僕の足底はアスファルトと石畳の感触の差異を簡単に識別する能力をもっている。リハビリの歩行練習では、すべての患者たちに「足底で地面を感じ取るように歩く」ことを教える必要があるだろう。

だが、ここで立ち止まって考えてみたいのは、なぜ僕は「石畳の不揃いな固さを感じつづけている自分に気づいたのだろうか？」という点である。普段、日本で歩く時には、まず地面を感じつづけている自分に気づくことはない。一方、パドヴァやヴェネチアの路地を歩く時には、地面を感じつづけている自分に気づいた。おそらく、敷き詰められた石の平面が微妙にでこぼこしており、歩くためにはその不揃いな凹凸に対して微細な姿勢調節が必要だからであろう。そのことに気づくということ自体は何も不思議なことではない。

しかし、僕の言う「気づき」とは、そうした「気づきの有無」のことではない。そうではなく「気づきの持続」のことである。石畳の上を歩く時には、意識の奥底あるいは意識と無意識の中間層に、地面の感触への気づきが時間の糸のように持続して流れつづけている。それは軽い床反力の衝撃であったり、おぼろげな触感の変化なのだが、それを感じ取れなければ歩行という連続した運動が一瞬にして崩れ去るような、淡く微弱な気づきの持続である。

実は、この気づきの持続は足底の感触だけではない。注意深く意識の志向性を上肢、体幹、下肢の関節の動きや微妙な筋収縮や体重移動に向ければ、そうした身体意識は組み合わさった複数の意識の糸のように流れている。それは歩行という運動の背後で流れる何かである。僕の心はその多様さや強弱に選択的に注意を向けることができる。

おそらく、運動麻痺を来たした多くの患者たちは、こうした身体意識に注意を向ける重要性を教えられることなく、麻痺した身体に力を入れて歩くことを強要されているのだろう。「とにかく歩く」という日常生活動作能力のみを最優先するリハビリテーション治療は歩行再教育訓練ではない。多くの患者たちは身体意識について訊ねられることもなく、ただ一生懸命頑張ることが回復への唯一の道だと教えられているのだろう。

今日も、病院のリハビリテーション訓練室で繰り広げられている歩行訓練の現状がその事実を物語っている。これは上肢に対するリハビリテーション治療においても同様である。たとえ運動課題の難易度や手の感覚の重要性を強調するリハビリテーション治療であっても、患者の身体意識に働きかけることを第一義とすることと、それを副次的なものと見なし運動と感覚とを分離して治療することは、本質的に治療原理が異なるのである。

僕は、こうした人間の身体意識への気づきの持続を無視したリハビリテーション治療を「人間機械論に基づく運動療法」と呼んで批判している。リハビリテーション治療を変革しようとするセラピストは、人間の運動における主観的な意識の流れを重視する必要がある。つまり、身体の動きに同調した認知過程（知覚、注意、記憶、判断、言語、イメージ）の流れを、患者の脳の中につくり出さなければならない。

僕は、片麻痺患者が内反尖足で分廻し歩行している時、いつもこう問いかける。足で

「床の水平性を感じている?」、「床の固さを感じている?」、「床の表面の滑り具合を感じている?」、「体重の移動を感じている?」と。

「運動メロディ(ルリア)」は知覚の旋律である。イタリアの古い街、たとえばパドヴァやヴェネチアの狭い路地を歩いていると、その美しい知覚の旋律が石畳から聞こえてくる。だから、人間はフェリーニの愛したニーロ・ロータの音楽に導かれながら歩くこともできる。

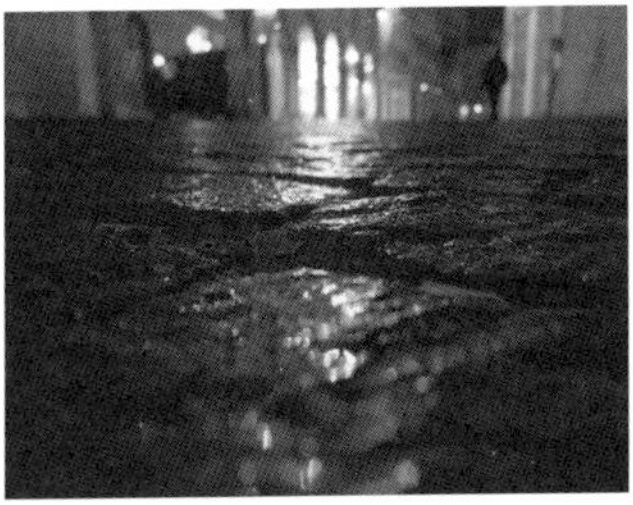

Photo : T. Andow, Padova, 2010

記憶は経験に貼りついた感覚である

アメリカ人の俳優で劇作家のサム・シェパード（Sam Shepard）が書いた『モーテル・クロニクルズ（Motel Chronicles, 筑摩書房、1986）』という本がある。この本は散文と詩のコレクションで、ヴィム・ヴェンダース（Wim Wenders）監督の映画『パリ、テキサス（Paris, Texas, 1984）』の原イメージを与えたことで知られている。その中に、次のような散文がある。

サウス・ダコタのラピット・シティで、母が氷をナプキンに包んでぼくにしゃぶらせた。僕はそのころ歯が生えはじめたばかりで、歯茎が氷の冷たさで無感覚になった。その夜、ぼくらはバッドランズを横断した。ぼくはプリマスの後部シートのうしろにある棚に寝そべって星を眺めた。窓ガラスにさわると、凍りつくように冷たかった。

平原の真ん中に、白い石膏でできた大きな恐竜たちが輪になって立っていた。ぼくらはそこで車を止めた。そばに町はない。恐竜たちと、地面からそれを照らしだしているライトだけだ。母はぼくを茶色の軍用毛布に包んで抱き上げ、ゆっくりハミングしながら、そこらを歩き回った。曲は「わが心のペグ」だったと思う。自分に聞かせるように、やさしくハミングしていた。心はどこか遠くをさまよっているようだった。ぼくらはゆっくりと、恐竜たちの間を出たり入ったりしつづけた。足と足の間を、腹の下を、くぐり抜けた。ブロントザウルスのまわりを一周した。ティラノザウルスの歯を見上げた。恐竜たちはみな、目のかわりに青い小さなライトをつけていた。そこには誰もいなかった。ただ、ぼくと、母と、恐竜たちだけがいた。

ホームステッド・ヴァレー、カリフォルニア '80/9/1（畑中佳樹・訳）

誰にも、遠い日の記憶があるだろう。脳の片隅に置き忘れているような古い記憶である。もし、呼び起こさなければ、一生想起することのない記憶が、脳の中で無数に眠っている。それは、脳のどこに眠っているのだろうか？　大脳皮質のどこかに、ニューロンの電気信号の組み合わせとして潜んでいるのだろうか。海馬（記憶中枢）と呼ばれる、シルビウス溝の奥深くで、いつか呼び起こされる日を待っているのだろうか。サム・シェパードの散文は、行為の記憶が、触覚（歯茎や窓ガラスの冷たさ）、聴覚（わが心のペグのメロディ）、視覚（プロントザウルスの足やティラノザウルスの歯）に、感覚として貼り付いていることを教えている。

記憶は、経験に貼りついた感覚である。その感覚に耳を澄まさなければ、僕らは人生を失ってしまう。

２０１２年広島学会を前に…

愛する女のように、未来を愛する人たち

小説『人生の親戚（大江健三郎、新潮社）』は、イエーツ（Yeats WB）の『ウィリアム・ブレイクと想像力』のエピグラフから始まっている。

〈愛する女のように、未来を愛する人たちがいた〉——この言葉にたぐり寄せられるかのように、深い悲しみが透明な文体と抑制した視線で綴られてゆく。まり恵さんという華やかな魅力をたたえた女性は、彼女の二人の息子、精神発達遅滞の兄と事故で脊髄損傷となった弟がともに自殺するという苦しみを背負って以来、神への傾斜を強くし、「回心」を求め、「私は生きた」という人間存在の破壊されえぬところにたどりつこうとする。「人生の親戚」の底に流れる深い悲しみは、まさに、この苦しみから「再生」へと向かう人間の自己存在証明（identity）への追想によるものである。

僕は、この小説を読み、共感し、理解しようと努め、回心に向かう女性の再生に感動

していった。ここにあるのはまさに、リハビリテーション思想の核であり、セラピストのための物語であった。

思い返せば、「個人的な体験」から「新しい人よ眼ざめよ」に至るまでの二十数年間、彼は一貫して「障害児との共生」を書いてきた。

その歩みは「第十六回リハビリテーション世界会議」での「自分の小説のモデル形成が障害受容モデルと重なり合い、特に、障害児である自分の息子よりもむしろ、さらに明らかに家族が、大きな苦しみを乗り越え、共生してゆく上で障害受容過程を歩んだ」という発言に足跡を求めることができるが、今度の『人生の親戚』において、ついに、固有の不幸を人類の不幸にまで昇華させ、個人の幸福も、家族の幸福も、そして共生をも否定された人生でもなお、人間は力強く「再生」するという物語を書き上げたのである。

その物語の、「再生」のゆく先の彼方に何があるかは知らないが、僕はきっと、僕が衝撃を受けたもう一つの小説、『金閣寺』で、三島由紀夫が主人公に語らせた言葉、「鏡を借りなければ自分が見えないと人は思うだろうが、不具というものはいつも鼻先につきつけられている鏡なのだ。その鏡に、四六時中、俺の全身が映っている。忘却は不可能だ。俺がこうして存在していることは、太陽や地球や、美しい鳥や、醜いワニが存在しているのと同じほど確かなことだ。世界は墓石のように動かない。」という認識を揺り動かすものであると信じたい。なぜなら、死を人生の主題にした三島由紀夫よりも、生を人生の主題にした大江健三郎のほうが、明らかに障害という深い悲しみを超越した、ヒューマニティーに満ち溢れた視線で、人間の自己存在証明を語ろうとしているからである。

「死は生の対極にあるのではなく、その延長線上に存在する」（村上春樹『ノルウェイの森』）からこそ、人間存在が破壊されえぬ場所にたどりつこうとする「再生」の過程としてのリハビリテーション医療が成立するのだと思う。

だとすれば、僕は、あなたは、セラピストは、彼らの人生の親戚のような存在なのであり、「愛する女のように、未来を愛する人たち」と呼ばれなくてはならない。

［おわりに］

塵となるだろう、しかし恋する塵に

世界には無数の本が存在する。もし、その中から一冊だけ選べと言われたら、僕は迷わず『身体、物語、人生：サントルソ認知神経リハビリテーション・センターの臨床、教育、研究（Perfetti C, Chiappin S, 2007）』を選ぶだろう。

この本は医師のペルフェッティとその仲間のセラピストたちが、人間の身体、物語、人生と、どう向き合って来たかを写真と文章で表現したものだ。あるいは、彼らが、日々、何を考えながら、患者たちの治療に携わっているかを紹介した本だ。

そして、その仲間の中に、僕も二〇〇四年から二〇〇五年の一年間入っていた。だから、僕にとってはかけがえのない個人的な経験とともにある本だ。決して忘れることのない記憶と未来に向かう情熱とが撹拌している一冊だ。

だから、僕はあらゆる本の中で、この本が一番好きだ。そして、さらに「この本のすべてを理解している」と思っている。自分が彼らと同じように患者さんの「身体、物語、人生」に寄り添って臨床、教育、研究をしているわけではないが、心の中ではそう思っている。しかし同時に、「理解していても実践できないこともある」ことも知っている。彼らのレベルに達するには長い時間がかかる。それは目標であり、夢でもあるが、日々のリハビリテーション訓練室での実践が簡単でないことは痛いほど知っている。

ここで紹介しておきたいのは、エピグラムの三行だ。そこには次のような言葉が記されている。

君はニューロンの塊にすぎないのだ（F. Crick, 1994）
しかし現在を生き、過去を記憶し、未来を予測することができる（私たち）
塵となるだろう、しかし恋する塵に（F. De Quevedo, Musa IV.）

一行目は「脳」についての言葉だ。脳科学者のクリックが発した有名な言葉である。人間の心や行動は、一二〇億のニューロンの活性化の産物だ。世界を認知することも、自分の身体を動かすことも、生きることのすべてが脳のニューロンの産物なのだ。

二行目は「人間（私たち）」についての言葉だ。他の動物は常に現在を生きつづけているが、人間だけが現在を生きると同時に、過去を生き、未来を生きる。その素晴らしさを讃えている。人間は現実のみを生きてはいない。人間は時空を越えて生きているということだ。

三行目は脳や人間が「塵になる」と言っている。人間は最後に「恋する塵」になると言っている。このメタファーの意味は解釈が難しい。塵になるというのは物理的なメタファーだが、恋する塵になるというのは心的なメタファーだ。客観と主観、三人称と一人称、機械と人間といった対比を感じる。また、塵という言葉から美しさは想起しないが、恋する塵という言葉からは美しさが喚起される。

さらに、奥底に、どこか「身体、物語、人生」のイメージが漂っている。ペルフェッティは、人間はやがて、この世界から消え去り、「恋する塵になるのだ」が、そうした人間の身体、物語、人生を讃えているかのようだ。

そこで、この最後の言葉（恋する塵）の作者であるデ・ケベードについて調べてみた。しかし、スペイン人の詩人であることしかわからなかった。だが、ある日、奇跡が起こる。それは「鼠穴房日乗」というブログ（2005-06-13）の中の記述を発見したからだ。

日本語では、全ネット中の唯一の「恋する塵」についての記述であった。このスペイン文学を研究している見知らぬ誰かが存在しなければ、あるいは彼が不意にあることに注意を向けなければ、僕はこの言葉について何も知らないまま死んでいただろう。

彼は、ガルシア＝マルケスの『エレンディラ』に含まれている短編小説『愛の彼方の変わることなき死』という題名が気になったらしい。そして、このタイトルがデ・ケベードの詩の引用であることに気づき、それを翻訳してブログに翻訳していた。

『死の彼方の変わることなき愛』

フランシスコ・デ・ケベード

闇が最後に私の目を閉ざし
明るい昼を奪うだろう
私の魂は解き放たれ
満たされぬ熱情も和らぐだろう

だがかつて燃えあがったこちらの岸に
記憶を捨ててはいかないだろう
私の炎は厳しい掟など顧みず
冷たい水を泳ぐことができるのだから

ある神の全てに囚われていた魂
かくも激しい火に体液を送った血管
栄光に輝いて燃えあがった骨髄

肉体を捨てても思いを捨てはしないだろう
灰になっても感覚を持つだろう
塵になるが恋する塵になるだろう

ガルシア＝マルケスはコロンビアの作家で、『百年の孤独』を書いてノーベル賞をとっている。彼はデ・ケベードの詩を愛し、自らの短編小説のタイトルに使うことでオマージュを捧げたのだろう。つまり、デ・ケベートの『死の彼方の変わることなき愛』

の最後の部分を、ペルフェッティが引用していたということである。

写真集『身体、物語、人生』を翻訳した小池美納さんは、この最後の部分を次のように翻訳している。微妙に違うが、僕は小池さんの訳の方が好きだ。

『塵となるだろう、しかし恋する塵に』
Polvo serán, mas polvo enamorado

写真集『身体、物語、人生：サントルソ認知神経リハビリテーション・センターの臨床、教育、研究』のページをめくると、この言葉とセラピストは出会う。

そして、僕は、昨年、父が亡くなって灰になった時、この言葉の本当の意味を理解した。「塵」という言葉の感覚に、父の記憶が貼りついたからである。


いつか、僕も〝恋する塵〟になるだろう。

いつか、あなたも〝恋する塵〟になるだろう。

あとがき

僕は一九八一年にセラピスト（理学療法士）になった。そして、それから長い歳月をかけて、僕は心の中でもう一度セラピストになっていった。あるいは、何度も何度もセラピストになっていった。

こうした〝心の中の仕事（?）〟は、それが何者になるであれ、どのようなセラピストになるであれ、誰にでもあると思う。

僕の場合は、それが「運動麻痺の回復に挑戦するセラピストになる」ということだった。また、「他者の〝心の痛み〟に〝まなざし〟を向けるセラピストになりたい」ということだった。

そのためには、目の前で生じている事象ではなく、事象の意味に〝まなざし〟を向ける必要があった。なぜなら、その視点がいつも〝自己（セラピストとして生きている僕）〟を反映するからである。

この小さな本は、僕の私秘的な〝心の中の仕事（?）〟を断片的に記したものだ。このエッセイを読んでくれるあなたもまた、「何者かになるために毎日を生きている人」だと思う。きっと、あなたもまた、「誰かのために毎日を生きている人」だと思う。

わかってもらえますか?
私が話したいのは事象そのものではなく、
事象の持つ意味についてなのです。

レイ・ブラッドベリ

本書を、未来のあなたに捧ぐ。また、僕のエッセイに〝まなざし〟を向けてくれた協同医書出版社の中村三夫氏に心より感謝する。彼が水面の奥深く沈んでいた三十六個の小石を拾い集めてくれた。僕は、この小さな本が好きだ。最後に、「〝まなざし〟とは眼の精神のことだ」と呟いておこう。

宮本省三
2014. 7. 18

［初出一覧］

波に浮かぶ泡、水面に反射する陽（書き下ろし）
奇妙な人間の魂ふたつ〜それはオリッサ姉妹の別れから始まる（総合リハ、第二一巻、七号　1993. 7. 10）
山の焚火のモラルをめぐって〜南の風が吹きぬける時、姉は弟を愛するようになる（総合リハ、第二二巻、三号　1994. 3. 10）
脳性麻痺児に対するマッサージ治療の古い記録（総合リハ、第二四巻、一二号　1996. 12. 10）
幼児虐待と運動療法（日本認知神経リハビリテーション学会ホームページ　2002. 2. 2）
受難（Passion）（リハビリテーション身体論、青土社　2010. 6. 18）
昼下がりの光景（リハビリテーション・ルネサンス、春秋社、2006. 1. 20）
水俣病は埋立てられる時代なのか（総合リハ、第二三巻、二号　1995. 2. 10）
痴呆性老人の世界〜老いの美と生の極限へのまなざし（総合リハ、第二二巻、七号　1994. 7. 10）
何を見ても何かを思い出す（日本認知神経リハビリテーション学会ホームページ　2007. 6. 1）
セーキは自分で洗いますか？（日本認知神経リハビリテーション学会ホームページ　2006. 4. 3）
証明するものはありますか？（日本認知神経リハビリテーション学会ホームページ　2006. 4. 20）
四つ葉のクローバー（書き下ろし）
ある日、重度心身障害児施設で（書き下ろし）
指しゃぶり（現代思想〝メルロ＝ポンティとリハビリテーション〟第三六巻一六号　2008. 12. 15 改変）
永遠のピンポン玉（日本認知神経リハビリテーション学会ホームページ　2006. 4. 28）
お母さん、ぼくが生まれてごめんなさい（書き下ろし）

成瀬―小池論争（書き下ろし）
徹底的に間違っているんだよ！（書き下ろし）
われわれの思考とは、すべてなにかの間違いである―レッド・ツェッペリン「天国への階段」より
（日本認知神経リハビリテーション学会ホームページ　2006. 4. 15）
アヴェロンの野生児（日本認知神経リハビリテーション学会ホームページ　2001. 2. 2）
彼女の微笑（リハビリテーション身体論、青土社　2010. 6. 18 改変）
ここは君のいる場所ではない（書き下ろし）
土佐の夏（医道の日本、第六七巻、八号　2008. 8. 1）
一九九〇年の手紙（日本認知神経リハビリテーション学会ホームページ　1990. 11. 11）
患者さんからの手紙（書き下ろし）
バッテリー（日本認知神経リハビリテーション学会ホームページ　2009. 7. 20）
月光はスイングの彼方に――ある天才ピアニストへのオマージュ
（日本認知神経リハビリテーション学会ホームページ　2006. 3. 24）
遠い日の記憶（日本認知神経リハビリテーション学会ホームページ　2014. 4. 7）
患者さんに教えられたこと――ある認知症患者との対話から（書き下ろし）
あるものの代わりにある何か（書き下ろし）
メタモルフォーゼ（書き下ろし）
運動メロディは知覚の旋律である（認知神経リハビリテーション学会通信 La nave No. 18　2011. 7. 11）
記憶は経験に貼りついた感覚である（日本認知神経リハビリテーション学会ホームページ　2012. 10. 1）
愛する女のように、未来を愛する人たち（理学療法ジャーナル、第二三巻、九号　1989. 9. 10）
塵となるだろう、しかし恋する塵に（書き下ろし）